中醫臨床經典⑥

舌鑑辨正

梁玉瑜 撰

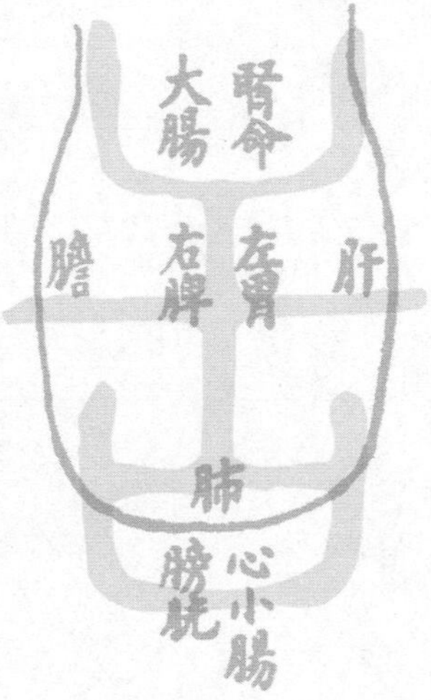

文興出版事業

出版序

舌診是中醫望診的重要一環，其發展到了清代，有顯著的進步，而清初康熙七年(西元一六八八年)，名醫張璐之子張登著成《傷寒舌鑒》一書，可說是舌診史上的重大發展，不過，該書僅論傷寒熱病舌診，刪去雜病，終非完帙。到了清末才有劉以仁《活人心法》、梁玉瑜《舌鑒辨正》出現，將舌診知識集之大成，而更爲完備。

《舌鑒辨正》爲清末人梁玉瑜傳，陶保廉錄。梁玉瑜，字特嚴，爲廣東茂名人，曾任新疆鎮迪道太守，世代業醫，其診病以辨舌爲主，治病喜用寒涼藥。而陶保廉，字拙存，爲浙江秀水人，其因體弱多病，而涉獵醫書，有感於脈診之難明，而久慕《傷寒舌鑒》，盼能求得舌診爲法，但求之二十餘年未能得見該書。光緒一九年(西元一八九三年)，陶氏至新疆，患病求醫，疾更劇不癒，後被梁氏舌診遺藥而癒，乃求梁氏所学，但梁氏不肯傳授家秘。後陶氏終於購得《傷寒舌鑒》並示於梁氏，與梁氏家傳醫術差異很大，陶氏便逐條舉問，梁氏才逐一辨其誤而正其偏，陶氏每日取錄數條，三閱月成書二卷，書名便定爲《舌鑒辨正》。

本書初刊於清光緒二三年（西元一八九七年），書中卷一首列全舌分經圖，次述白舌、黃舌、黑舌三類，卷二續述灰舌、紅舌、紫舌、黴醬色舌、藍舌、妊娠傷寒舌六類，總計一四九條。每類舌首列總論，述其辨證大綱，繼則分條繪製舌圖，詳記各舌具體形態、色澤，並述辨證、治則、用藥方法。而由凡例所提「小病以舌脈參判，久病及略重之病，脈有時不可憑者，則當舍脈憑舌，切勿拘執脈象」，可見舌診對於臨牀醫師診治的重要性。此書也是本公司学術顧問群一致推薦之中醫臨牀經典，在此與熱愛古籍的您一同分享。

發行人 洪心容 乙酉年

目錄

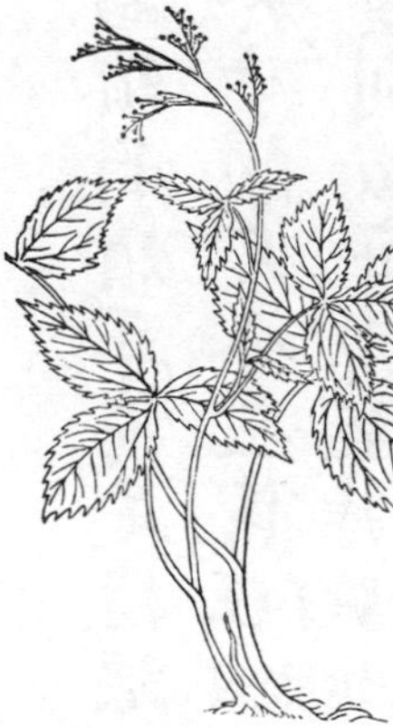

舌鑑辨正序

上古診脉。不止於手。凡乳下見素問平人氣象論兩頷。兩頰。耳前。足指。踝後。素問決死生論趺陽。傷寒論無不按切。又不第於寸關尺分三焦。王叔和脉經寸主上焦出頭及皮毛。關主中焦腰腹。尺主下焦少腹至足。兼以輕重別藏府。脉經持脉如三菽之重為肺部。如六菽之重為心部。如九菽之重為脾部。如十二菽之重為肝部。按之至骨為腎部。所謂三部九候。詳素問其術良多。後世失傳。但診手脉。則三部亡其二。即以手論。如素問尺內尺外一節。見脉要精微論釋之者紛若聚訟。莫得其諦。則九候又亡其八。於此而猶强執方寸之腕。高談脉理。夫亦惝怳迷離聊導故事耳。閒嘗涉獵醫書。一證兼數脉。一脉兼數證。脉象由臆度。病狀括萬千。言之多文。行之鮮實。軒岐心法藐不可追。

術家論箸半屬自欺。揆之鄙意。未敢盡信。身瘦多病。聽醫者妄言之妄。治之久。不得效。諉諸天命。繼思於切脈之外。別求一法。見 四庫書目載吳江張登舌鑑一卷。以舌審病。立術頗新。然寓吳江二十餘載。未見此書。近年侍嚴親宦遊足跡半於中國。時時善病。各省名醫亦皆據脉立方。其能言陰陽傳變。五行生尅。運氣流行諸空談者。即侈然自足。而於切實治病之技。究無把握。歲癸巳。在新疆偶理舊書。心煩骨疼。憊甚。論者咸指為虛。主滋陰降火。明年益劇。入夜熱氣上沖。胸鬲煩躁。四肢搐戰。友人為言茂名梁特巖先生。世精於醫。緣事出塞。可求治焉。既見先生。令吐其舌。決為實熱。服苦寒、多劑。聞者皆駭。而氣沖搐戰等事漸止。體中舒泰。叩先生所學。以察舌色舌苔為主。祕其家傳。慎不肯宣。意必與張誕先舌鑑相似。屬坊友覓得蜀板舌鑑。大喜。以示先生。謂與家傳之術迥殊。保廉因條舉以問。固請先生辨其謬而正其偏。日錄數條。三閱月成二卷。名曰舌鑑辨正。非獨為醫林別樹一幟。實足輔切脈之窮也。抑又聞之素問云。舌轉可治。大奇論 金匱云。舌黃可下。傷寒論有舌白苔滑。及舌乾急下諸說。華佗察色訣云。舌卷黑者死。見脈經 觀病於舌。自古有之。則以此書為復古也可。舌不隔膜。且為心苗。目視明澈。勝於手揣。則以此書與脈經並行也亦可。

光緒甲午孟夏。秀水陶保廉序於烏魯木齊。

凡例

一吳江張登傷寒舌鑑一卷。求之不得。四川萬縣王文選所刻活人心法四冊。內有舌鑑。據云。合張氏一百二十舌。薛氏醫案三十六舌。梁邑段正誼瘟疫十三舌。擇錄一百四十九舌。是王文選所編不盡張登原本。而張氏之說。固十居其九也。今即取此為原本。王文選非知醫之人。又云。舌鑑出於醫通。不知醫通為吳江張璐所輯。璐字石頑。而舌鑑為張登所撰。登字誕先。

一舌鑑統論舌色。不分藏府部位。茲冠全舌分經圖於卷首。係明季良醫祕傳。以察各藏病機。遵之數世。確有徵驗。一原本圖象太拘。如中黑邊白。右黑左白。白中變黃之類。病舌所顯之色。

其界限斷非截然分清。惟偏濃偏淡處自有不同之狀閱歷深
者必能知之。閱者勿泥圖以觀。
一原本拘執五行。以顏色之生尅。決病人之或劇或死。間有可
治者。亦束手坐視矣。今廢棄舊説。閱歷深者自知病狀。未必盡
合五行。
一原本拘於傷寒日數。不知病情萬變。安能悉如古法。傷寒傳
經無一定日數。所傳之經亦無一定次序。而傳經亦不但傷寒。
凡傷暑傷熱皆能傳也。
一原本秖以舌色辨傷寒。不知種種雜病。皆可觀舌以別寒熱
虛實。

一辨舌較證脈稍易。脈隔皮而舌無皮也。寒脈不變。熱脈多變。而舌色則不亂也。切脉憑指。涉於恍惚。而觀舌憑目。尤為昭著也。脈動之源根於心。每刻心跳若干次。則脈動亦若干次。以脈驗心病頗顯。以脈驗他藏之病。每易混亂。況病人心血阻滯。往往病未必死。而脈已結代或伏亂。惟舌居肺上湊理。與腸胃相連。腹中元氣薰蒸醞釀。親切顯露。有病與否。昭然若揭。亦確然可恃。

一小病以舌脈參判。久病及略重之病。脈有時不可憑者。則當舍脈憑舌。切勿拘執脈象。

一圖說祇見大概。耳聞不如面授。看書不如臨證。

一原本既經辨駁。不能概錄。以省繁文。

一原本以舌分類。不以病分類。未能盡合鄙意。惟不欲大反前規。故諸舌次序悉依原本。宜參看醫學答問憑舌辨證之法。

一原本繪舌雖多。有不常見者。有常見而或遺漏者。閱者以意會之。勢不能一一申說。

一各條所論。有前後重複者。有言不盡意者。閱者諒之。

一舉世但知外症有腐壞之狀。不知內科諸症。藏府經絡。亦多有發熱處。或腐壞處。舌色改變。腹中之惡狀可想。投以溫補滋補。非益其熱而促之爛乎。故非重劑苦寒不可。言之駭聽。泥古者必以為非。閱歷深者或自悟乎。

【舌鑑辨正卷一】

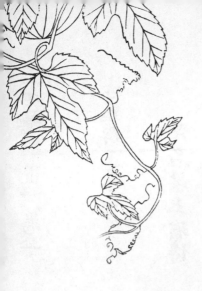

舌鑑辨正卷一

茂名梁玉瑜傳
秀水陶保廉錄

全舌分經圖

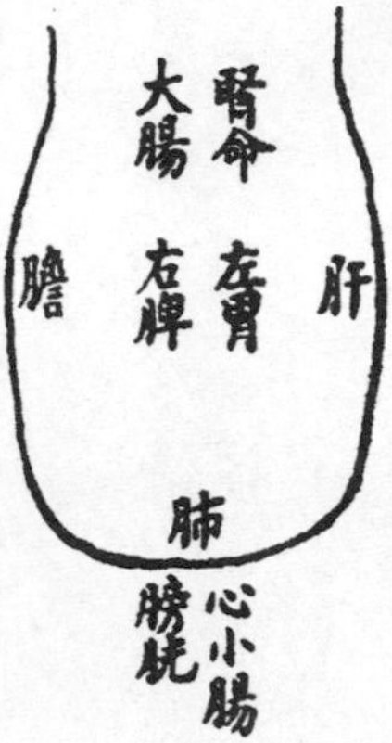

舌根主腎命大腸（應小腸膀胱）舌中左主胃右主脾舌前面中間屬肺舌尖主心心包絡小腸膀胱（應大腸命）舌邊左主肝右主膽（舌尖統應上焦舌中應中焦舌根應下焦）

白舌總論

白舌為寒。表證有之。裏證有之。而虛者熱者實者亦有之。故白舌辨病較難。不獨傷寒始有白舌。而白舌亦可以辨傷寒。其類不一。白浮滑薄苔。刮去即還者。太陽表寒邪也。白浮滑而帶膩帶漲。色分各經。刮之有淨有不淨者。邪在半表半裏也。全舌白苔。浮漲浮膩。漸積而乾。微厚刮不脫者。謂刮去浮面而其底仍有寒邪欲化火也。辨傷寒舌大約如此。傷寒亦有黃舌黑舌。分論於後至若雜病之人。舌白嫩滑。刮之明淨者。裏虛寒也。無苔有津。濕而光滑。其白色與舌為一。刮之不起垢泥。是虛寒也。口脣必潤澤無縫。白厚粉濕滑膩苔。刮稍淨。而又積如麪粉發水形者。裏寒濕滯也。白粗澀有朱點。有罅紋之苔。粗澀則不光澤。朱點則顯其藏府有熱。裂罅紋多因誤服溫藥之。白乾膠焦燥滿苔。刮不脫。或脫而不淨者。刮去垢泥後底子仍留污質膩濇不見鮮紅。故裏熱結實也。此舌頗多。其苔在舌。比之面上傳粉。刮之多垢。其白色與舌為二物。是熱也。與前論之虛寒舌相反。當認明。此苔由淺而深。將黃未黃。或竟變黑者也。不可用溫補藥。若白苔夾雜別色。見於某經。即是某經病重。凡表裏寒熱虛實證。皆同辨舌者。宜於望聞問切四事參攷之。庶幾不差。

微白滑苔

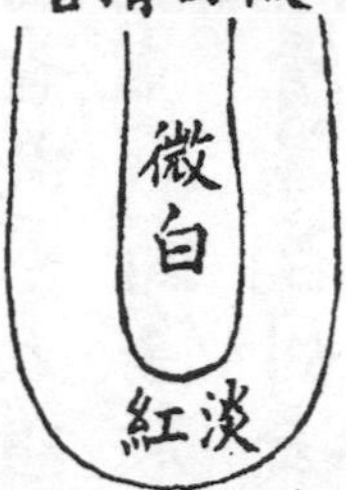

第一。微白滑苔舌。如圖。中微白光滑。邊淡紅而有津。此脾胃寒而心肝膽虛也。無病人見此可勿藥。裏虛寒證有此舌。宜專經溫補。若初感寒邪在太陽。頭痛身熱。惡寒無汗。脈浮緊。而見此舌者。宜溫散表藥。凡感邪尚淺者。多未顯於舌。

必執此為傷寒之舌則謬。

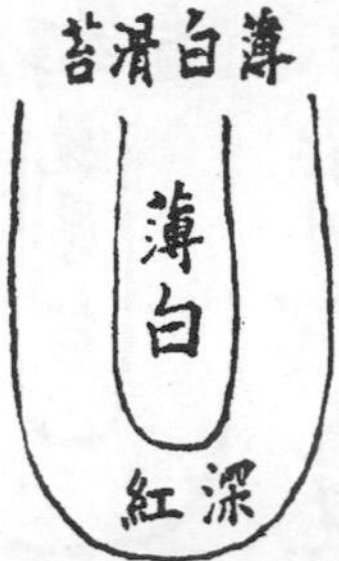

第二薄白滑苔舌。如圖。中薄白。尖深紅。此脾胃微寒而心經熱也。無病人有此勿藥。若見脾胃寒證。偏於白滑。重在滑字。濕而多津。宜用辛溫藥治。若見心經熱證。偏於深紅少津。宜用清涼藥。若初感熱邪在太陽。頭痛身熱。無汗眩暈。口乾。鼻氣熱者。宜用涼散表邪藥。得汗自愈。此係初感邪未見於舌也。不可拘定白舌為寒。而誤用溫散。舊說泥於二三日傷寒。未曾汗。太陽與少陽合病。方有是舌。則謬甚。

第三厚白滑苔舌。如圖。中厚白。尖邊無異色。此脾胃有寒濕也。表裏證皆有之。傷寒邪在太陽。口不乾。舌不燥。頭痛發熱。無汗惡寒。身痛。脈浮緊者。宜麻黃湯發汗自愈。凡表證。兩臉必熱。若雜病裏證。宜白茯白朮蒼朮乾薑附子等藥。若舌厚白不滑。無津而燥。是實熱也。斷不可用此等溫藥。舊說治法亦合。惟僅言表證。未及裏證耳。

厚白滑苔

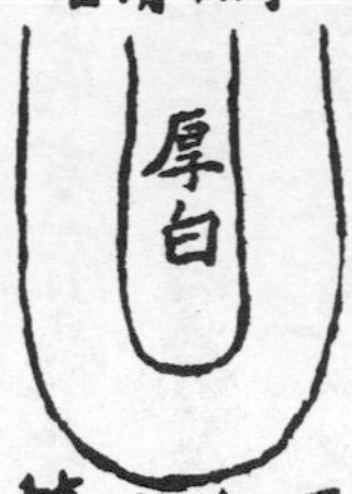

乾厚白苔

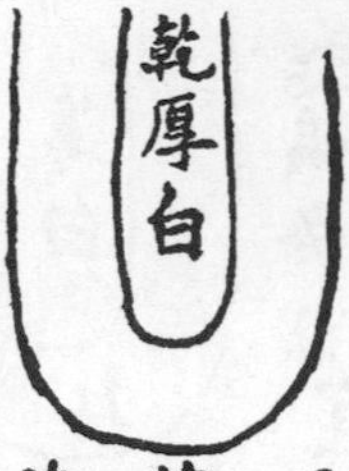

第四。乾厚白苔。舌中乾厚白。尖邊無異色。脾胃熱滯也。裏證宜三仙丹。梁氏三仙丹。用黃芩厚樸枳實。加石斛山查麥芽等藥

若傷寒表證見此舌。是邪熱在少陽。其證多口苦耳聾。發熱煩燥。四肢逆冷。寒熱往來不等。宜小柴胡湯。舊說謂營熱胃冷。未合。

第五。白苔黃心舌。湯寒傳至陽明也。若微黃而滑潤。仍當汗解。

宜柴葛湯。若苔焦口渴。煩燥譫語。燒熱宜白虎三黃等湯。若苔燥大便閉。宜大柴胡湯。（柴胡大黃枳殼半夏赤芍黃芩生薑大棗）若雜病裏證見此舌。中黃刮不淨者。脾胃實熱也。宜白虎三黃大黃酌用。若中間黃苔。一刮即明淨。餘苔俱白色不紅。而多津濕潤者。則為寒證。宜分經辨準用辛温藥。舊說未盡善

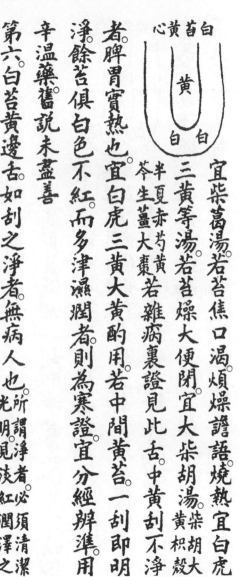

第六。白苔黃邊舌。如刮之淨者。無病人也。（所謂淨者。必須清潔光明見淡紅潤澤之底。若底留粗澀垢膩如薄漿糊一層者。即為不淨。即是內熱。）刮不脫或不淨者。是脾胃真熱假寒。（黃色是真熱。白色是假寒。）心肝肺膀胱為陽火逼迫。（邪火實火均為陽火）而移熱於大腸也。其為

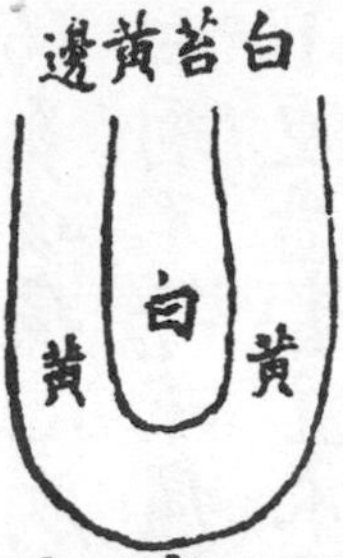

病多咳痛心胸熱。小便澀大便或結或泄熱極則脾縮不靈。故亦泄。或瀉紅白痢不等。咳痛心胸熱者。宜生石膏知母三黃花粉竹茹等藥。小便澀者。宜木通車前三黃等藥。大便結或泄者。宜調胃承氣湯。紅白痢者。宜芩連治痢湯。舊說拘於中白為寒。誤也。

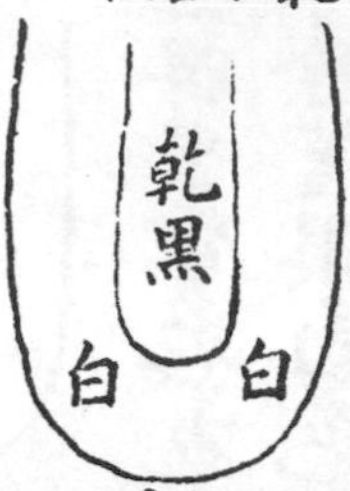

第七。乾白苔黑心舌。其黑苔濕潤。一刮即淨者。裏證真寒假熱舌也。當以十全甘溫救補湯加減治之。黃耆人參白朮熟地川芎歸身鹿茸白芍茯神甘草若乾黑刮不淨。是傷寒邪已化火傳陽明胃府症。每常發燒譫語。口乾渴不惡寒。或自汗從頭面出。至頸而止者不等。宜白虎湯。不次急服。至黑苔漸退。周身出汗透徹。燒退即愈矣。倘服白虎數劑而中苔仍乾黑燒熱未退。大便閉急。繼以大承氣湯。間用破格白虎三黃不次急投。必俟乾者濕。黑者退。則病愈。若不明利害。偏執臆斷之書。忌用苦寒。自誤其生。別無補救之法。如舊說云。二三日未汗。有此舌。必死。皆因臨證少。未能憑舌求治耳。辨傷寒舌必拘幾日見某色。是茹古不化。以耳為目。誤己誤人。莫知其謬。能辨舌者。不論一日十日。即以所見之色分經辨證對病用藥。其效如神。

白滑苔尖灰刺

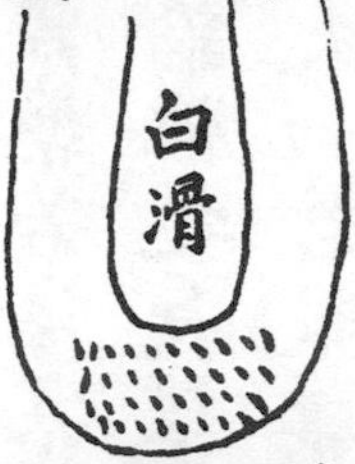

第八。白滑苔尖灰刺舌。如濕潤刮之即淨者。真寒假熱也。表裏證均有。宜辛溫燥濕。若乾厚刮不淨者。是脾胃為濕熱困。心肺熱極。裏證也。宜苦寒藥。若傷寒見此舌而乾厚者。亦邪熱入裏。熱逼心肺矣。不必論脈之長短。即用大承氣湯。不次急下。以灰刺退淨為止。十不失一。若服藥限於一日一劑。則非救急之法。舊說指為陽明兼少陽舌。脈弦數者。死。拘定舊法。不能急瀉裏熱。宜其死也。

第九。白苔滿黑乾刺舌。如刮之黑刺即淨。光潤不乾。口渴而消水不多。發燒欲剝衣滾地者。在雜病為真寒假熱之裏症。以甘溫除大熱法。加減甘溫救補湯治之。愈。曾治瘧此等病若刮之不淨。乾燥粗澀。乃十二經皆熱極。不獨傷寒傳陽明裏證始有此舌也。舊說謂其證不惡寒而惡熱者。大柴胡加芒消急下之。遵傷寒古法不錯。今人

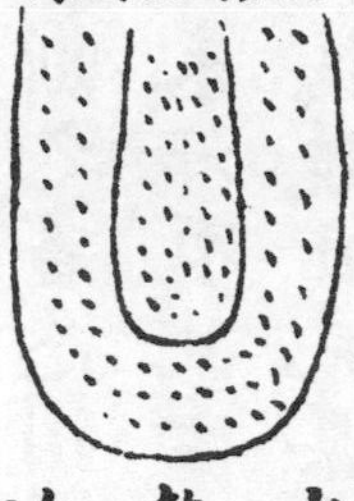
白苔滿黑乾刺

或於時書偏說。謂芒消等藥不可輕服。見有此舌。不敢急投。或限以一日一劑。誤人多矣。能知辨舌利害者。凡各病裏症見此舌。即以十全苦寒救補湯。生石膏知母黃芩黃連黃蘗大黃芒消厚樸枳實犀角不次急投服。至黑刺退淨為止。履險可必如夷。

第十。白滑苔黑心舌。若刮之即淨而濕潤者。真寒假熱舌也。宜

白滑苔黑心

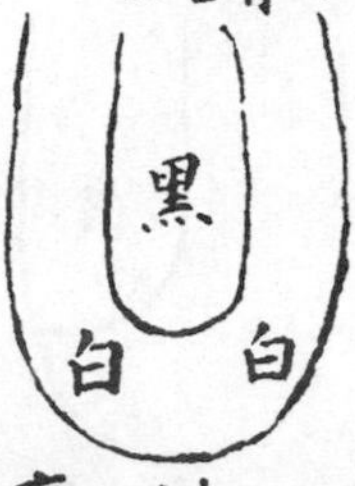

十全辛溫救補湯附子乾薑肉桂豆蔻木香陳皮半夏川椒丁香藿香若刮不淨而膩澀粗燥者。實熱裏證也。宜平陽清裏湯。傳薪集方。生石膏知母黃芩黃連黃蘗暹犀角羚羊角生甘草表邪入裏者亦有之。大熱譫語或食復發熱或利不止者。皆宜十全苦寒救補湯見前加減不次急投。凡言不次急投者。皆當循環連進。此家傳歷代經驗者也。服至黑

苔退淨為準。遲疑難治。

第十一。半邊白滑舌。白滑無苔。乃寒也。白滑在左。乃肝寒宜溫肝藥。在右。乃膽寒也。溫膽藥。然傷寒證無如此清楚之舌。舊說指為半表半裏用小柴胡加減。不知合否。余不敢妄斷。

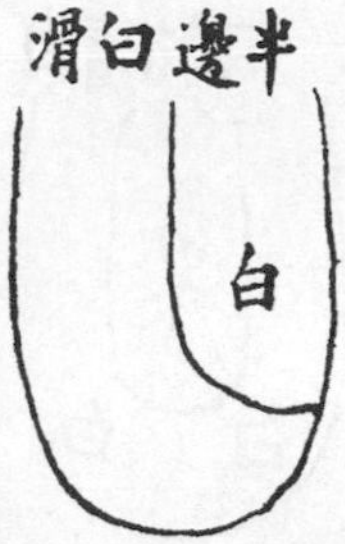

第十二。藏結白滑舌。或左或右半邊白苔。半邊或黑或老黃色。邪結在臟也。舊說用黃連湯加附子。結在咽不能言語者。生脈散合四逆湯可救十中一二。家訓云。歷見此舌。依此等治法。十無一生。凡言家訓者皆余六世祖得諸名師秘傳。歷代口授經驗之詞。

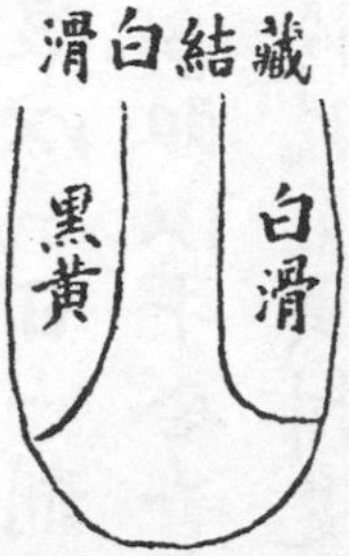

白滑無苔舌。虛寒體也。感寒邪者。色亦

如此。若半邊有黃黑苔。則寒邪已傳裏鬱。結在臟。久而化火矣。當舍其白滑。急治其標。看其邊色見老黃或黑者。即從黃黑邊治。左黃黑者。邪火逼肝也。宜用胡黃連羚羊角犀角青蒿山梔石膏知母等藥。右黃黑者。邪火逼膽也。宜龍膽草青蒿柴胡石膏知母三黃等品。黃黑苔不論結左右。喉痛不能語言者。宜山豆根石膏知母三黃大黃桔梗甘草等藥。對病施治。瞑眩乃瘳。見此舌能知治法。可保萬全。

白苔黑斑

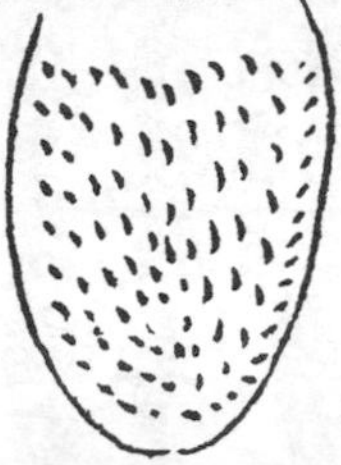

第十三。白苔黑斑舌。如刮之即淨者。微濕熱也。宜瀉濕清熱。若刮不淨者。底子膩澀粗燥乾苦十二經皆實熱。陽火燒陰將竭也。皆裏證。無表證。不論傷寒傳裏及諸病證。見此舌者。以十全苦寒救補湯加減。（見第九舌）不次急投。服至黑斑退淨方愈。萬無一失。（或偶試用涼膈散。承氣湯。遲疑緩投。亦難補救。明利害者。當詳酌之。）舊說指白中斑點。謂水尅火。僅能十救一二。謬甚。

第十四。白苔燥裂舌。舊說謂傷寒胸中有寒。丹田有熱。故苔白。

白苔燥裂

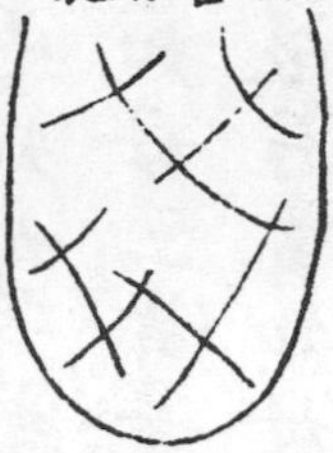

因過汗傷營。舌中無津。故燥裂。內無實熱。故不黃黑。用小柴胡加芒消。微下之。醫家多主此說。然似是而非。治病罕效。家訓云。白苔燥裂舌。乃因誤服溫補。灼傷真陰所致。非傷寒過汗所致也。無黃黑色者。真陰將枯竭。舌上無津。苔已乾燥。故不能變顯他色。藏府有逼壞處。故舌形皴裂也。治宜大承氣湯。（大黃 芒消 厚朴 枳實）急下。以救真陰。

歷試良效。

白苔黑根

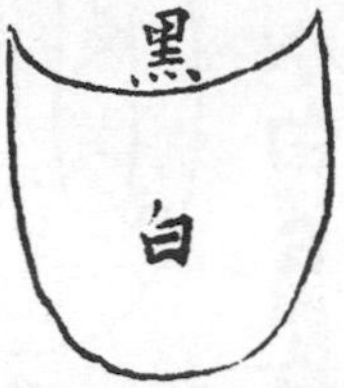

第十五。白苔黑根舌。若黑根無積膩。白苔薄滑。刮之即淨。舌上多津。口不渴或渴而不消水者。真寒假熱也。宜十全辛溫救補湯（見第十舌）加減。不次急投。黑根自退。病即愈。若黑根積膩粗澀。白苔乾厚。刮之不淨。無津燥苦。口渴消水者。真熱假寒也。宜十全苦寒救補湯加減。不次急投。黑根漸退。疾乃瘳。舊說泥於火被水尅之象。固甚謬甚。

第十六。白尖黃根舌。傷寒邪初入裏化火也。未可遽用承氣。宜大柴胡湯。若非傷寒證。則當分經辨色。乾黃為熱。潤白為寒。若尖上之白厚膩粗澀。則概作熱論。專經對病用藥補偏。

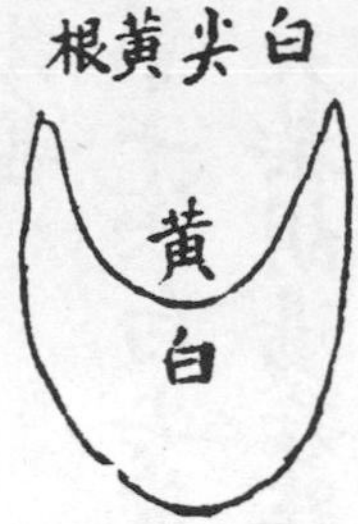

第十七。白苔雙黃舌。舊說云。此陽明裏證也。因邪熱上攻致舌有雙黃。惡熱轉失氣煩躁者。大柴胡調胃承氣下之。其說是也。是也若別證見此舌。是脾胃熱。而諸經無病。宜用生大黃三黃枳殼厚樸等藥。此是白中夾黃耳。未必如圖式之整齊分明也。凡此等圖。當以意會之。不可拘泥。

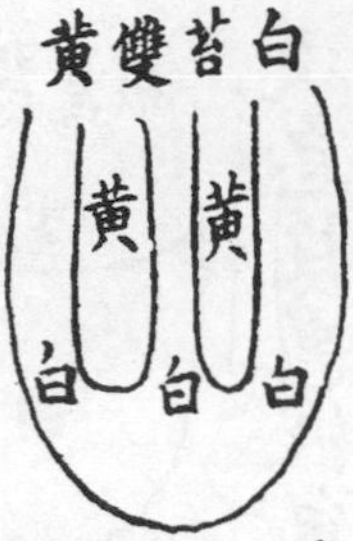

第十八。白苔雙黑舌。乃寒邪入裏化火。熱逼脾胃也。實熱雜證皆有之。宜白虎湯去粳米甘草加大黃治之。人尚能飯食。故去粳米。恐藥力薄故

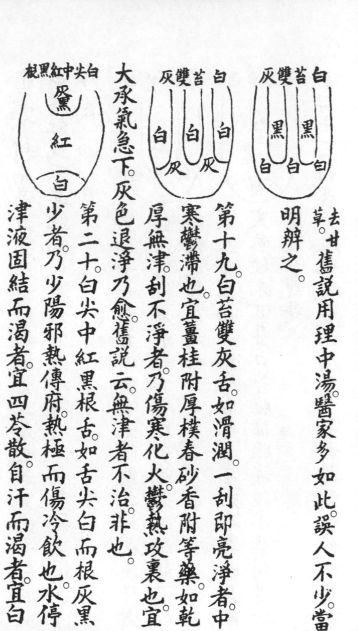

去甘草。舊說用理中湯。醫家多如此。誤人不少。當明辨之。

白苔雙灰

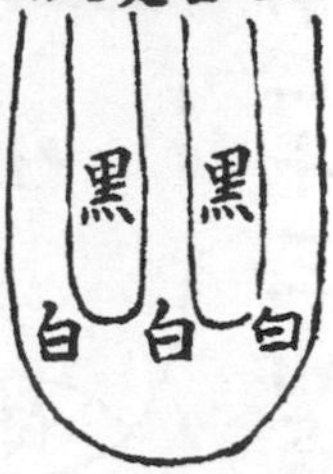

白苔雙灰

第十九。白苔雙灰舌。如滑潤。一刮即亮淨者。中寒鬱滯也。宜薑桂附厚樸春砂香附等藥。如乾厚無津。刮不淨者。乃傷寒化火。鬱熱攻裏也。宜大承氣急下。灰色退淨乃愈。舊說云無津者不治。非也。

白尖中紅黑根

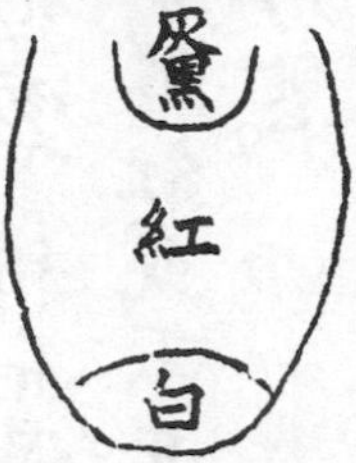

第二十。白尖中紅黑根舌。如舌尖白而根灰黑少者。乃少陽邪熱傳府。熱極而傷冷飲也。水停津液固結而渴者。宜四苓散。自汗而渴者。宜白虎湯。下利而渴者。宜三黃解毒湯。舊說是也。若黑根多白尖少。中鮮紅或不甚紅而乾澀者。宜大承氣湯。不次急投。黑根退淨乃愈。

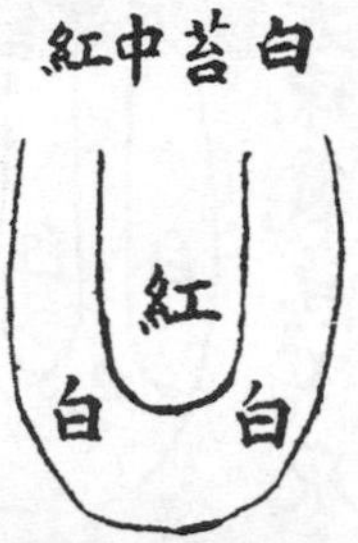

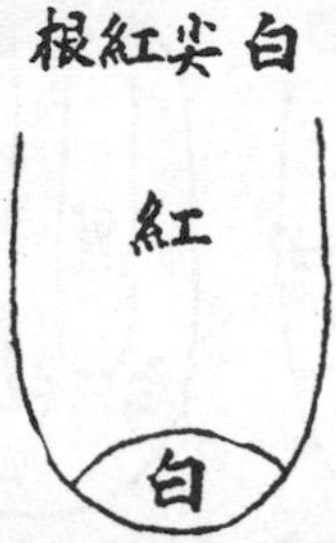

第二十一。白苔中紅舌。太陽經初傳也。無汗者發汗。有汗者解熱。亦有在少陽者。小柴胡湯加減治之。舊說是也。

第二十二。白尖紅根舌。邪在半表半裏也。其證寒熱往來。耳聾口苦脇痛脈浮弦。小柴胡湯和解之。舊說是。

第二十三。白苔尖灰根黃舌。太陽經熱并於陽明也。如根黃色間白。目黃小便黃者。宜茵陳蒿湯加減。舊說是。

白苔尖灰根黃

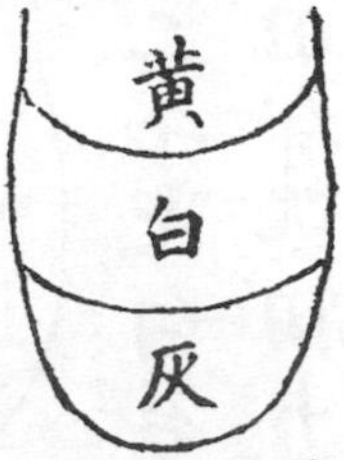

第二十四。白苔尖根俱黑舌。乾厚刮不淨者。乃心胃熱極。脾胃真熱假寒也。其證多發燒譫語。呃逆乾嘔。食物即吐。昏迷似睡而卻非睡。惟十全苦寒救補湯。見第九舌不次急投。勿稍遲緩。黑色退淨方愈。舊說謂金水太過火土氣絕。乃臨證少治法窮之論也。謬甚。

白苔尖根俱黑

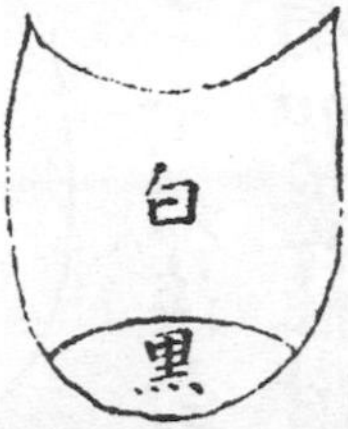

第二十五。純熟白舌。光滑無苔乃氣血兩虛。藏府皆寒極也。宜十全甘溫救補湯見第七舌加薑附桂。不次急投。至白色生活轉淡紅乃愈。

若用藥遲疑。虛寒過度。即難治。傷寒證無此舌。如舊說謂冷食停積。用枳實理中湯。必致十無一生。所見多矣。

純熱白舌

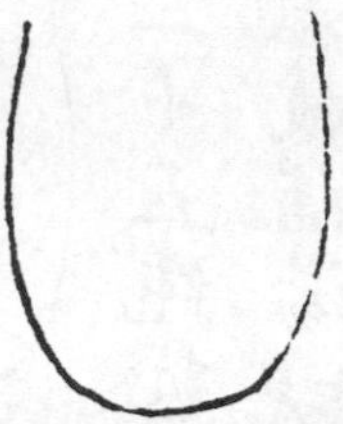

第二十六。淡白透明舌。不論老幼。見此舌即是虛寒。宜補中益氣湯加薑桂附治之。風寒傷寒證均無此透明之舌。透明者。全舌明淨無苔。而淡白濕亮。間或稍有白浮漲。似苔卻非苔也。此為虛寒舌之本色。若感寒邪者。有薄浮滑苔。故云傷寒無此舌。以上二者為虛寒白舌之準。

淡白透明

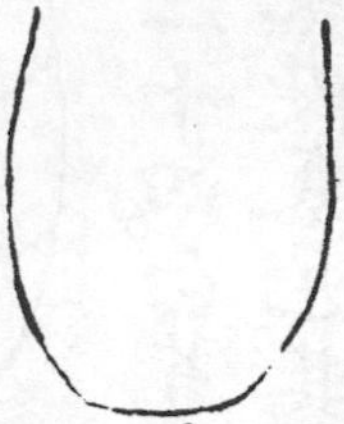

第二十七。白苔弦淡紅舌。其白苔薄滑者。在表證為邪初入裏。丹田有熱。胸中有氣。乃少陽半表半裏證。宜小柴胡湯。梔子豉

湯。舊說是也。凡邪在半表裏者。多宜散表防裏。若裏症見此舌。白胎一刮即光淨者。乃寒結脾胃也。宜理中湯。

白苔弦淡紅

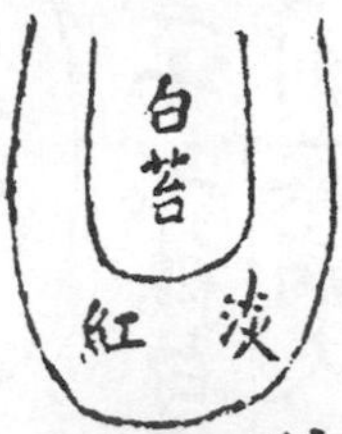

第二十八。白苔黑點舌。傷寒。白苔中黑小點亂生。尚有表症者。其病來之雖惡。宜用涼膈散微表之。連翹梔仁大黃甘草樸消條芩薄荷竹葉表退即當下。用調胃承氣湯舊說是也。若裏證則仿

白苔黑點

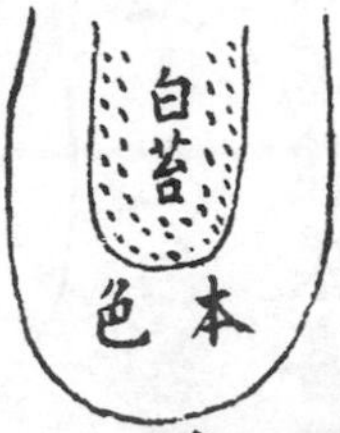

第十三舌。

第二十九。右白苔滑舌。病在肌肉。邪在半表半裏。必往來寒熱。宜小柴胡湯和解之。舊說是。

右白苔滑

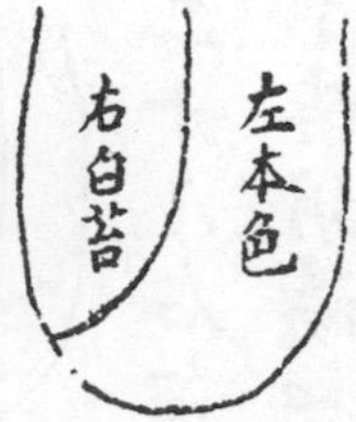

第三十。左白苔滑舌。此臟結之症。邪并入臟。最難療治。若屬陽症。口渴腹脹喜飲冷者。宜承氣湯下之。若陰結口渴而不喜飲冷。胸中痞滿者。宜濟川煎。當歸川芎蓯蓉澤瀉升麻枳殼舊說是也。

左白苔滑

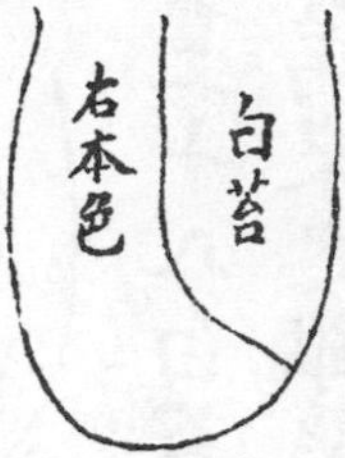

第三十一。偏白舌。如全舌光白無苔。則虛寒也。如淡白兼微紅無苔。則無病人也。若瘟疫見此舌。則舌上必有烟霧白色蓋滿。

偏白舌

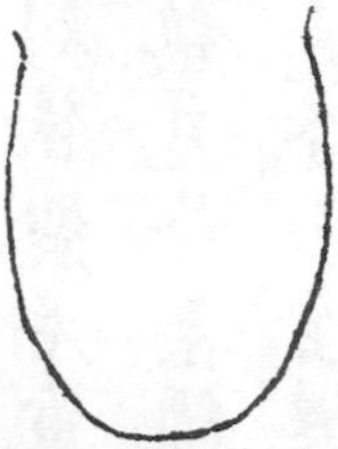

而有惡寒發熱。胸脘不清。或嘔吐頭痛身痛。日晡煩熱。口臭難聞等證。宜以十全苦寒救補湯急投之。非表症也。舊說云疫邪在表。用達原飲二劑而安者。（檳榔厚樸草菓仁知母白芍黃芩各一錢甘草八分）或是白滑苔舌則可。否則謬。蓋辨色未明。懵然施治。而偶中者也。倘舌白如積粉遍布。滑而不黃者。乃寒滯也。宜溫中行滯。表症無此舌。舊說云。邪在胃家。又三陽表證。用柴葛羌活。裏證加大黃。俱謬。

白苔乾硬

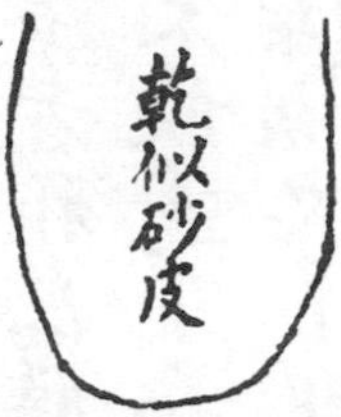

第三十二。白苔乾硬舌。有似砂皮。（一名水晶苔）凡厚白苔本能變黃色。若此苔。當其白時。津液已乾燥。邪雖入胃。不能變黃。宜急下之。（用承氣）如白苔潤澤者。邪在膜原也。邪微苔亦微。邪毒既盛。苔如積粉滿布。此時未敢遽下。而苔色不變。口渴喜飲冷者。服三消飲。即達原飲加大黃羌葛柴胡薑棗次早即顯黃色。舊說是。

黃舌總論

黃苔舌。表裏實熱證有之。表裏虛寒證則無。刮之明淨。即為無病。必須清潔光明見淡紅潤澤之底凡言淨者皆仿此刮之不淨。均是熱證。刮後仍留粗澀垢膩如薄漿糊一層者或竟刮不脫者淺黃膩薄者。微熱也。乾濇深黃膩厚者。大熱也。芒刺焦裂老黃。或夾灰黑色者。極熱也。黃苔見於全舌。為藏府俱熱。見於其經。即其經之熱。表裏證均如此辨。乃不易之理也。治裏證分經辨準。對病用藥。必不差訛。表證風火暑燥皆有黃舌。惟傷寒邪在太陽少陽時。均無黃苔。待邪傳陽明府。其舌必黃。初淺久深。甚則老黃。或夾變灰黑。其證多大熱大渴。或無汗或自汗。譫語痞結。咽乾目暗。大小便秘。衄血吐血。蓄血如狂自利清水不等。以舌脈相較。審證無誤。若邪火裏逼。實熱裏結。諸危證。其脈往往伏代散亂。奇怪難憑。重病久病亦然。更有輕病病而脈即伏亂者。則當舍脈憑舌。專經急治。斯為盡善。若泥於火乘土位。故有黃苔之說。迂執誤人矣。

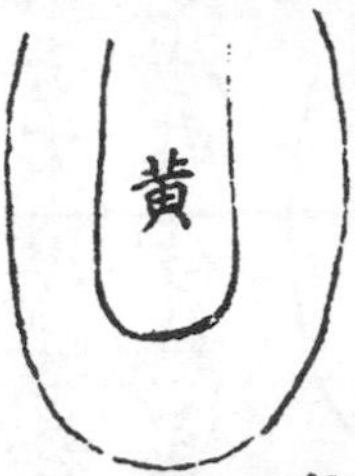

純黃微乾

第三十三純黃微乾舌。傷寒傳經至陽明府。寒邪已化火。故舌中尤黃。其證多大熱大渴譫語不等。宜白虎湯。不次急投。至黃苔漸退乃愈。若辨舌不準。過於遲疑。邪必傳入更深也。如雜病裏證見此舌者。是藏府皆熱。宜三黃承氣酌用。

黃乾舌

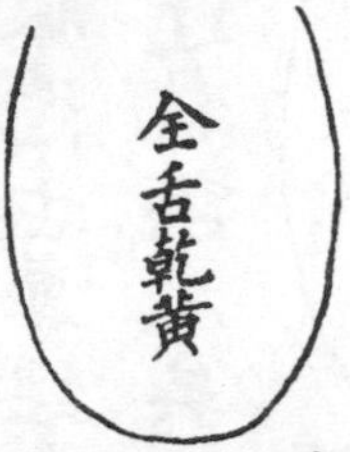

第三十四黃乾舌。全舌乾黃。藏府均大熱有病。皆屬裏證。（無表證）不論傷寒雜證見此舌即為實熱。宜十全苦寒救補湯。（見第九舌）不次急投。雖大熱喘躁頻瀉亦不慮。以服至黃退色潤為愈。十無一失。舊說云。下後脈靜者。生。大熱喘躁者。死。是未知舍脈憑舌之法。又不敢連用苦寒。何以望生。

第三十五黃苔黑滑舌。其黑滑在中者。均陽明胃裏症。（無表症）宜白虎湯（去粳米）加三黃。不次急投。至舌淨而止。如大便閉。則加大

黃苔黑滑

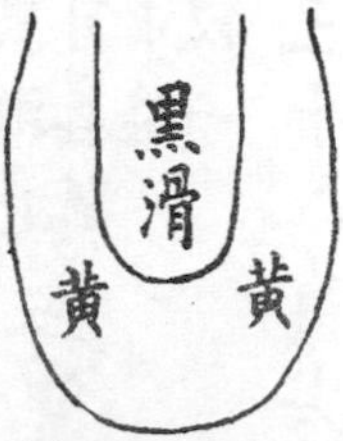

黃。大便不閉。未可急下。舊說謂下後身涼脈靜者生。大熱脈躁者。死。舍舌執脈。以判生死實因閱歷未深。欺己欺人耳。

第三十六黃苔黑斑舌。在雜病為藏府實熱。在傷寒為邪傳陽明。轉入三陰。其證或大熱大渴。譫語狂亂。口燥咽乾。循衣摸牀。

黃苔黑斑

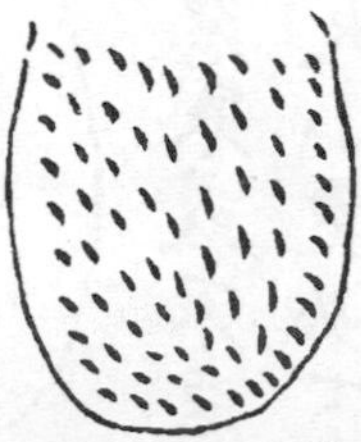

身發黃黑斑不等。醫書多云不治。如見此舌。即用十全苦寒救補湯倍加生石膏。限定時刻。不次急投服。至黃黑胎漸退。則病立愈。舊說治譫語發斑者。用升陽散火湯。人參當歸黃芩柴胡麥冬白朮芍藥陳皮甘草茯苓誤人多矣。顧勿惑於其說。

黃苔中黑通尖

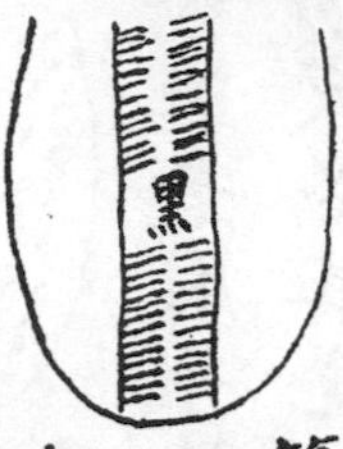

第三十七黃苔中黑通尖舌。乃心肺脾胃腎大小腸均熱極也。皆裏症。無表症。若兩感傷寒、見此舌。則邪已入陰矣。治法與實熱證同。凡昏懵或惡寒、或不惡寒。口乾苦。齒燥咽乾。頭面自汗如珠出。至頭而止。大小便秘。下利臭水。六脈怪奇伏代各證。若見此舌。醫書俱云難治。不治。然用十全苦寒救補湯。分為三黃白虎湯。大承氣湯。白虎湯三劑。分之則力足循環連服。不次急投。約一個時辰內三劑各飲一服。如古中黑漸退。則可畧疏。至黑苔退淨乃愈。此舌多為危病。能對證用藥。十可救七。舊說用調胃承氣。又不急投。十中恐難救一。

第三十八黃尖舌。邪熱初傳胃府也。宜調胃承氣湯。大黃芒硝甘草如脈浮惡寒。表證未盡。則宜大柴胡湯兩解之。舊說是也。

黃尖舌

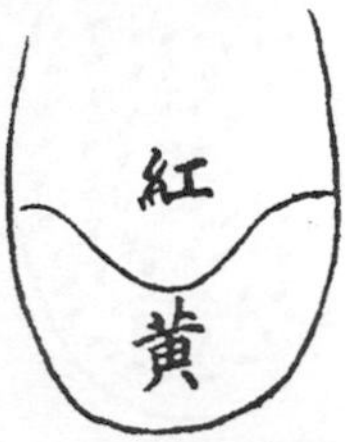

第三十九。黃苔灰根舌。雖比黑根少輕。其實裏熱已急。如脈沈有力而不煩躁直視者。宜大柴胡加減治之。如煩躁直視。宜大承氣下之。舊說是也。惟祇舉一端耳。

黃苔灰根

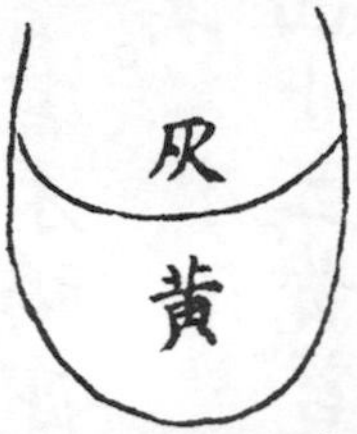

黃尖紅根

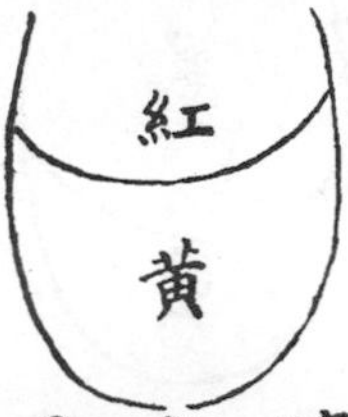

第四十。黃尖紅根舌。濕熱乘火位也。瘟熱初病多有此舌。宜涼膈散。連翹 大黃 芒硝 甘草 梔子 黃芩 薄荷 竹葉 解毒湯。黃芩 黃蘗 黃連 山梔 等藥。消息治之。舊說是也。

第四十一。黃尖黑根舌。黑處多而尖尚黃。是各經皆極熱。而心經尚未極也。不論何病。皆屬裏證。即用苦寒救補湯分單間服。（以大承氣另為一單也。）不次急投。以服至黑根退淨為準。病即愈。可保萬全。若畏用苦寒。雖胃氣未竭。亦必轉瞬而絕也。如舊說之迂。甘心坐視見死不救矣。

黃尖黑根

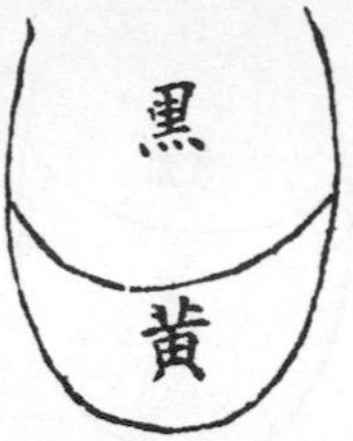

第四十二。黃苔黑刺舌。藏府極熱也。不論何病。（在雜病為實熱裏結。在傷寒為邪已傳裏。）均宜白虎湯及大承氣湯。循環間服。至苔刺退淨乃愈。舊說用調胃承氣。僅微下之。而不敢連投苦寒。藏府必壞。逡巡亦足誤人。

黃苔黑刺

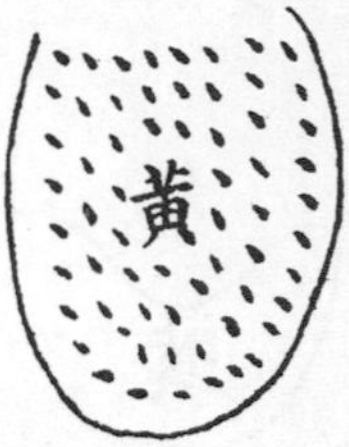

黃大脹滿

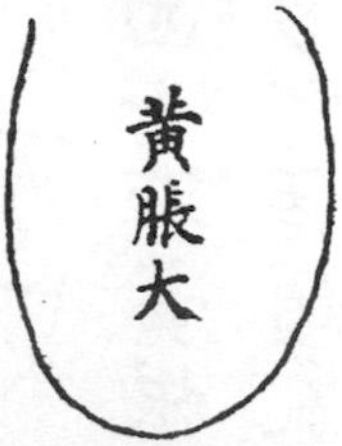

第四十三黃大脹滿舌。陽明胃經濕熱也。其證為眼黃身黃便閉煩躁者。宜茵陳蒿湯。茵陳蒿先煎梔子大黃後入若小便不利而發黃者。宜四苓散茯苓豬苓澤瀉白朮加茵陳梔子黃連木通。舊說是也。如無上各證。而發熱煩躁。胸中滿困倦不安者。宜大承氣。

黃尖白根

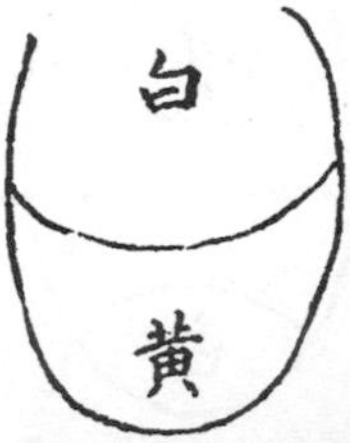

第四十四黃尖白根舌。傷寒少陽膽經傳陽明府病也。若陽明證多者。口苦咽乾腹滿微喘發熱惡寒脈浮緊宜大柴胡湯。見第五舌少陽證多者。頭痛發熱脈弦細宜小柴胡湯柴胡黃芩人參甘草生薑半夏大棗。若胸煩外熱者勿用參。如譫語煩躁內熱者。宜調胃承氣湯。舊說是也。

黃根白尖

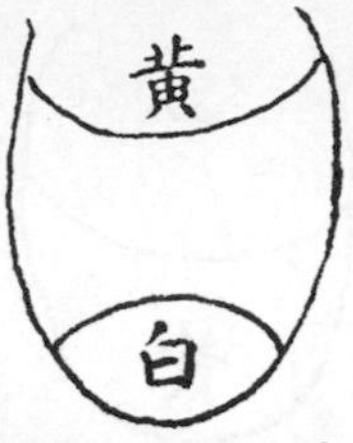

第四十五黃根白尖舌。在傷寒為表邪少而裏邪多也。宜益元散（滑石六兩甘草一兩為末加辰砂少許）與涼膈散（見四十舌）合用。如陽明無汗。小便不利。心中懊憹者。必發黃。宜茵陳蒿湯。（見前）舊說是也。如大便難。胸中悶。睡時多夢者。裏證實熱也。宜調胃承氣湯。

黃根灰尖

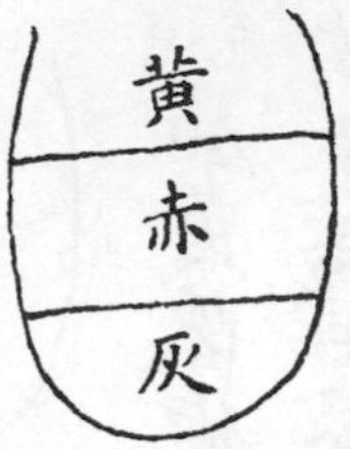

第四十六。黃根灰舌。如不吐不利。心煩而渴者。胃中有鬱熱也。宜調胃承氣（見三十八舌）加黃連。（灰色在尖舌尖屬心故兼清心）舊說是也。

第四十七。黃根白尖短縮舌。短而硬。不燥不滑。但不能伸出。其證多譫語煩亂。乃痰夾宿食。占據中宮也。宜大承氣加生薑半夏治之舊說是也。

黃根白尖短縮

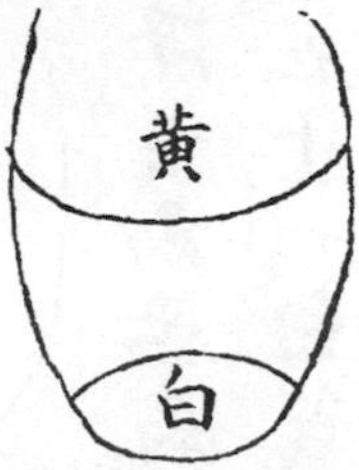

第四十八黃苔舌。如傷寒見尖白根黃。則表證未罷也。宜先解表。然後攻裏。如大便塞者。宜涼膈散。見四十舌小便澀者。宜四苓散益元散合用加木通。舊說是也。若雜病見此舌。色黃結實者。均屬實熱裏症。宜分經審病。用苦寒藥。凡黃舌皆為實症熱症。無虛症寒症。辨舌者當知之。

黃苔舌

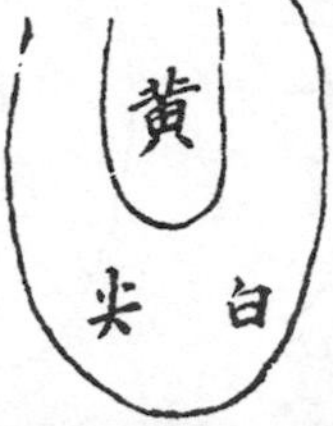

第四十九初病微黃舌。傷寒初病大汗。謂當用表散之時。失誤未表也。表邪入裏見此舌者。每發讝語。宜並用雙解散防風荊芥連翹麻黃薄荷川芎當歸白芍白朮山梔黃芩石膏桔梗甘草滑石。解表兼解裏。和血復調氣。故曰雙解散。本方加大黃芒硝。名防風通聖散。治表裏俱實熱。何間方也。解毒湯。見四十舌。汗下兼行。舊說是也。若邪傳入深。及雜病裏證見此舌。均為實熱。宜白虎三黃等湯。

初病微黃

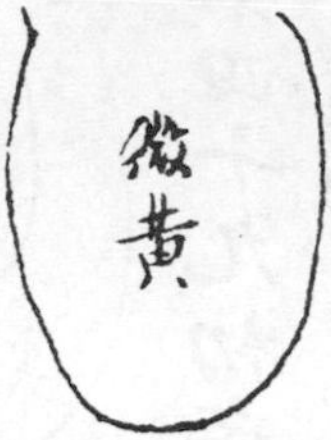

第五十。日久微黃舌。如傷寒表病未罷者。宜小柴胡湯合益元散。若微黃而兼膩者。宜大柴胡湯下之。若身目俱黃者。熱濕也。宜茵陳湯。表裏並除。舊說是也。如雜病裏症。見此舌者。均為實熱。如黃色一刮極淨者。為無病。可以勿藥。

日久微黃

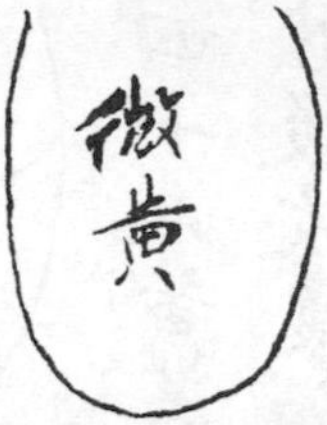

第五十一。白苔變黃舌。傷寒表邪失於汗解。初傳入陽明。寒邪

白苔變黃

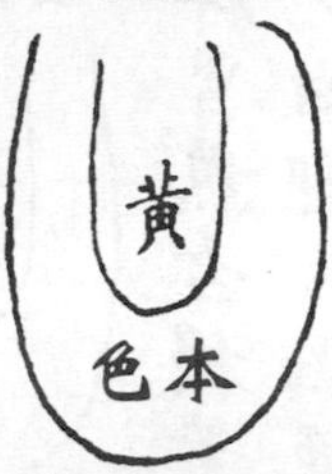

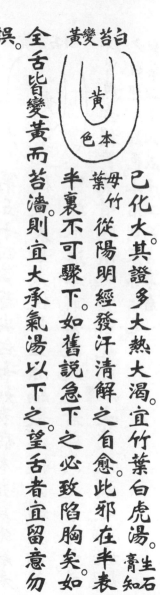

已化大其證多大熱大渴。宜竹葉白虎湯。生石膏知母竹葉從陽明經發汗清解之自愈。此邪在半表半裏不可驟下。如舊說急下之必致陷胸矣。如全舌皆變黃而苔濇。則宜大承氣湯以下之。望舌者宜留意勿誤。

黃苔白弦

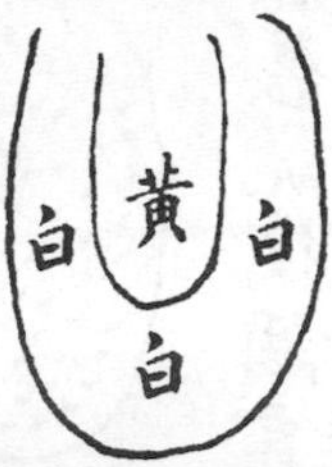

第五十二。黃苔白絃舌。此舌常有黃在中。脾胃熱也。白在弦別經無熱或有寒也。白滑無苔爲寒。若乾厚或澀則亦熱。爲病尚輕。如感熱邪表證。宜涼散之。若雜病實熱裏證。宜清涼脾胃。舊說專指煩渴嘔吐表症則迂矣。上二條當與第五第十六十七第四十四五第四十八五十四諸條參看

黃苔黑點

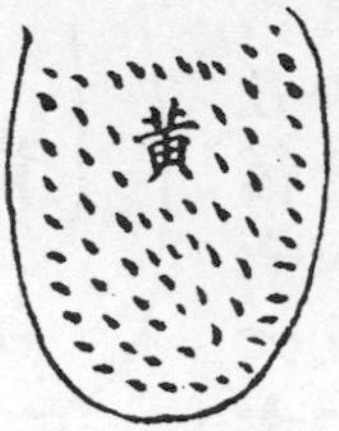

第五十三。黃苔黑點舌。藏府全熱也。不論何病。或傷寒傳裏化火或感暑熱邪逼裏或雜病實熱裏症均宜白虎湯去粳米與大承氣湯間服。不次急投。候黑點退淨方愈。若舊說投調胃承氣後。即進和解散。恐十難救一也。與第三十五三十六三十七三十九四十一四十二諸舌互考

黃苔尖白

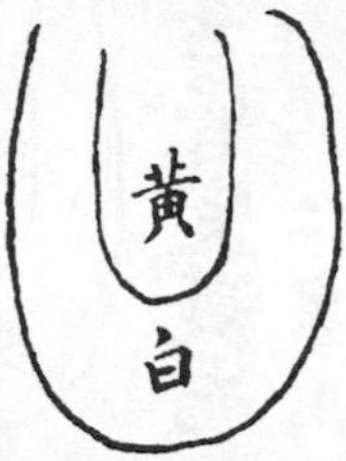

第五十四。黃苔尖白舌。如表症未去。宜先解表。後攻裏。如大便秘。宜涼膈散。小便不利。宜四苓散加木通車前。舊說是也。若雜證見舌中黃。爲脾胃熱。舌根黃爲腎腸俱熱。宜白虎湯加大黃涼瀉之。黃苔退淨。舌尖之白即反紅色。本治則末亦治也。與第四十八五十二兩舌參看

黃苔生瓣

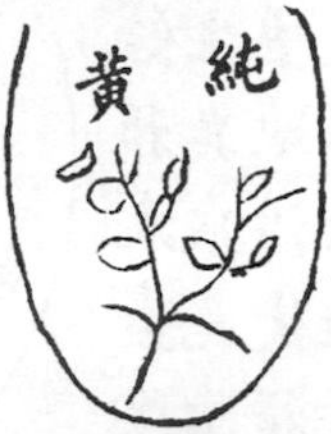

第五十五黃苔生瓣舌。苔黃而澀。中有花瓣形者。熱入胃府。邪毒深矣。心火煩渴。宜大承氣急下之。身黃如橘。目黃如金者。宜茵陳湯。如下焦蓄血者。宜桃仁抵當湯。熱在下焦。少腹鞕滿。瘀血在裏。小便自利。屎鞕。如狂善忘諸症宜之。大黃生地歸尾桃仁穿山甲元明粉桂心蓄水在脇內腫脹者。宜十棗湯。芫花醋炒甘遂麪煨大戟蒸晒大棗先煮結胸甚者。宜大陷胸湯。傷寒當表而誤下之。膈痛煩躁。心下鞕而痛者。為結胸用大黃芒硝。甘遂先煮大黃有瘀血者。宜大黃瀉心湯。大黃黃連舊說盡善。諸方皆重劑勿妄用。須熟於傷寒。隨症詳審。

第五十六黃變沉香舌。焦燥之狀也。若熱甚則全舌將變黑生芒刺。邪毒最深。宜三消飲見三十二舌加重大黃。或以大承氣下之後。酌用養營諸湯。見後舊說是。

黃變沉香色

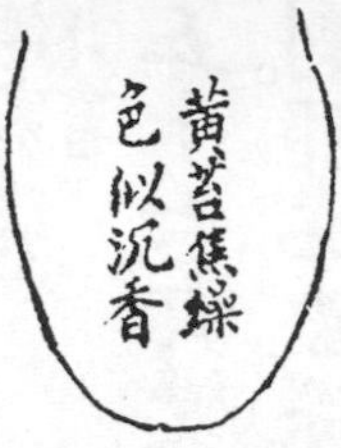

第五十七。根中漸黃舌。外有白厚苔。熱邪傳入膜原也。舌根漸黃至中央。邪初入胃也。如有疫症。已傳三陽。宜達原飲。見三十一舌如胸膈滿痛大渴煩躁者。伏邪內攻也。宜急用三消飲下之。如既下後大便燥結。又難再攻者。宜清燥養營湯。知母花粉當歸白芍陳皮地黃汁甘草燈心。疫為熱病暴攻之後。餘邪未盡。陰血未復。不可遽補。致生異症。凡陰枯血燥者。宜此湯。或承氣養營湯。即小承氣加知母當歸白芍生地。治伏邪未盡。攻補兩難者。如痰涎不清。胸悶脇脹者。宜蔞貝養營湯。知母

根中漸黃

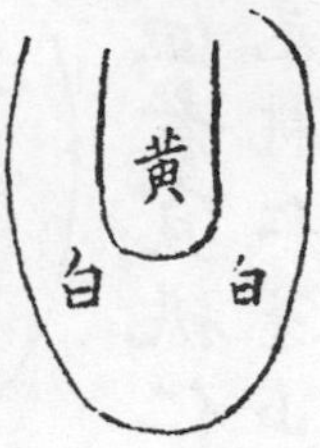

花粉貝母瓜蔞霜橘紅白芍當歸蘇子生薑。如痰中滯血。加藕節茅根。舊說是也。與第五十一五十二參看

黑舌總論

凡舌苔見黑色病。必不輕。寒熱虛實各證皆有之。均屬裏證。無表證也。在傷寒病。寒邪傳裏化火。則舌苔變黑。自舌中黑起。延及根尖者多。自根尖黑起者少。熱甚則芒刺乾焦罅裂。其初必由白苔變黃。由黃變黑。甚至刮之不脫。濕之不潤者。熱極傷陰也。病重脈亂。舍脈憑舌。宜用苦寒。以補陽火之偏。急下以救真陰之弊。在雜病見黑苔。皆因實熱傷裏也。亦惟連瀉熾火。毋使枯竭。若虛寒而舌黑者。則必濕滑無苔。多津。口不苦。唇不燥。無朱點。無芒刺。無罅裂。刮之明淨如水浸豬腰。有淡淡融融之形。是藏府極寒之舌也。宜用十全辛溫救補湯。傳薪集亦有真寒假熱證。而見黑舌者。其舌必全黑而不分經。且必由淡白之時。忽然轉黑。其初無變黃之一境。約略望之。似有焦黑芒刺乾裂之狀。然刮之必淨。溼之必潤。環唇皆白而不紅。焦寒結在藏也。其證亦周身大熱煩躁。惡衣被。與實熱邪火證相似。實則中宮寒極。陽氣盡發於外也。口大渴。喜冷飲水卻不多。與實熱諸證略異。外假熱而裏極寒也。患此假證之人。必煩亂昏沉。六脈必遲弱無力。大便結。常欲下而不下。宜甘溫救補湯。甘溫除大熱之法也。更有陰虛腎水虧而舌黑者。頗似寒舌之光亮無苔。又似熱舌之焦乾無津。詳細審察。乃可無誤。其病狀必不同。宜參看醫學答問卷二辨陰火內傷篇。治宜六味地黃湯加減急投。然陰虛內傷之舌。大都絳色無苔。若腎絕舌黑過尖。言歸於命。別

無治法（有煙癮之人常多黑舌看法當比平常病人之黑舌減一二等算又有誤食物而染黑者宜明辨之）

第五十八純黃黑苔舌乃實熱已極逼傷真陰也不論何病何脈（均裏證無表證病人氣血不舒脈多伏亂難憑）確見其舌純黃兼黑苔厚乾澀刮不淨（謂底子不清潔光明不顯淡紅潤澤之色也）或刮不脫者即用破格三黃白虎湯（黃芩黃蘗黃連生石膏知母均破格重用也）與大承湯（大黃芒硝厚樸枳實）循環閒服不次急投服至黑苔退淨則立效若舊說云火極似水藏氣已絕脈必代結一二日中必死是泥於五行拘於六脈罔知補救誤人多矣

純黃黑苔

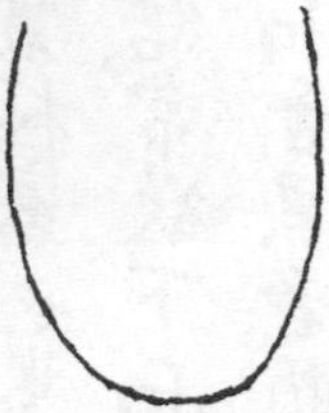

第五十九黑苔瓣底紅舌藏府熱甚灼血銷津也多因實熱人誤服溫補燥藥逼傷陰血故瓣底見淡紅其證口開目閉煩躁

黑苔瓣底紅

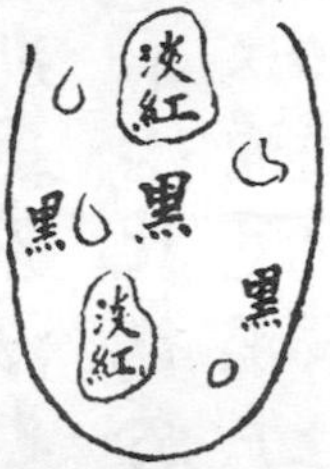

譫語狂妄便閉不等勿論脈之伏代怪奇即用破格三黄白虎加暹羅真犀角與大承氣湯循環間服不次急投黑瓣脫淨方愈若舊說僅以承氣下之而不敢重用苦寒急涼血分知其一不知其二救人安能救澈乎

黑苔瓣底黑

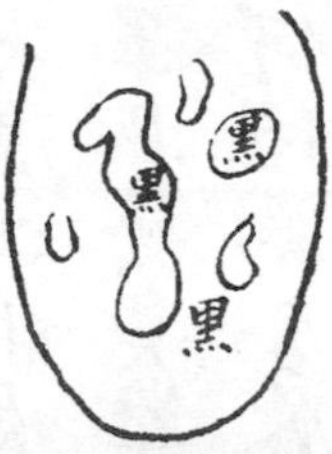

第六十黑苔瓣底黑舌家訓云此乃藏府實熱已極或因六氣之燥火侵淫或因百藥之燥火逼迫燥火與陽火（病人素有實火曰陽火虛火為陰火）交戰於中薰蒸於上而成此舌猶之當暑炎熱土木生菌惟大雨時行即自銷滅可知舌有黑瓣非大寒涼藥斷難起死回生此證多大

熱大渴。口開吹氣。或絞腸痛絕。或頭腦脹痛求死。或口噤不言或渾身發臭難聞。或猝然仆地。不省人事。雙目直視不等。不論見何怪脈。舍脈憑舌。看黑瓣尚未敷滿。仍可救治。急用十全苦寒救補湯。生石膏八兩研粉生知母六錢去毛黃蘗四錢黃芩六錢黃連生大黃芒硝各三錢生陳厚樸一錢生枳實錢半暹犀角尖四錢四倍石膏。或分為三黃白虎湯及大承氣湯用兩罐煮之不拘時刻。不次急投。凡言不次者皆不限定劑數。須輪流急灌服至黑瓣漸退。舌底漸紅。則病愈。知此法者。雖危不死。倘不明利害。忌服苦寒。或不敢多服。必死無疑。別無救法也。如舊說云。見此舌不可用藥。雖無惡候脈。亦暴絕不治。此拘於切脈。無知妄斷。醫家卸肩之積習耳。余於辛卯七月道出清江浦。見船戶數人同染瘟病。渾身發臭。不省人事。醫者俱云不治。置之岸上。徐俟其死。余目擊心憫。姑往診視。皆口開吹氣舌則黑苔黑瓣底。其親人向余求救。不忍袖手即教以用十全苦寒救補湯生石膏加重四倍。循環急灌。一日夜連投多劑。病人絡續瀉出極臭之紅黑糞。次日舌中黑瓣漸退。復連服數劑。三日皆全愈。是時清江疫癘大作。未得治法。輒數日而死。有聞船户之事者。羣來求治。切其脈。皆怪絕難憑。望其舌竟皆黑瓣底均以前法告之。其信者皆一二日即愈。其稍知醫書者。不肯多服苦寒。仍歸無救。余因稍有感冒。留住十日。以一方活四十九人。頗得仙方之譽。

第六十一。滿黑刺底紅舌。全舌黑苔。乾燥而生大刺。手揉之。有聲。掘開刺底。尚見紅色。不論何病。皆裏證藏府熱極。宜合用破格三黃白虎大承氣。不次急投。以黑刺退淨為止。病必愈。萬無一失。舊說但知以大陷胸湯下之。而不知寒涼急投。其黑刺必不退。倘能十救一二。亦幸事耳。

滿黑刺底紅

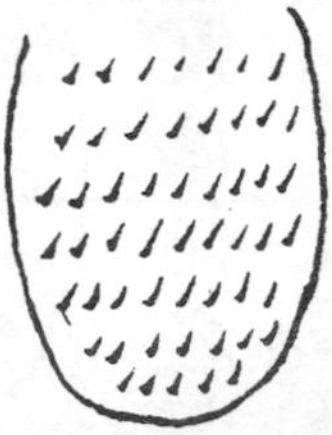

刺底黑舌

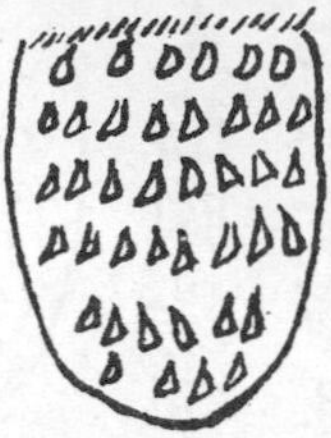

第六十二。刺底黑舌。刮開芒刺。底下舌色俱黑也用六十舌苦寒急救之法。尚有可醫。舊說謂不必辨其何經何脈。雖無惡候。必死。勿治。此固醫家搪飾之常法。然病家往往見重症安於必死。惟謀進獨參湯。以盡人事。執定勿用苦寒。亦足以釀成時醫之惡習也。

黑爛自齧

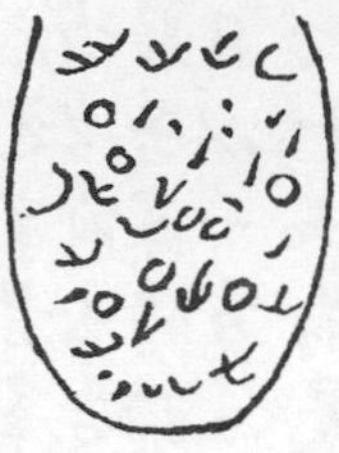

第六十三。黑爛自齧舌。藏府極熱。兼受穢毒也。患楊梅瘡者多有之。他症罕見。宜三黃銀花承氣等劑。土茯苓作茶飲治。如不效。則將如舊說所云。黑爛而頻欲齧。必爛至根而死也。

第六十四。中黑邊白滑舌。舊說謂表裏俱虛寒。脈必遲弱。證必

中黑邊白

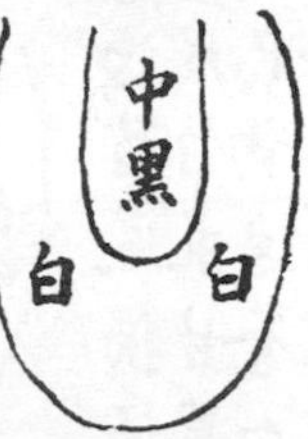

是寒。附子理中湯溫之。（人參白朮附子乾薑甘草）夏月過食生冷而見此舌者。則酌用大順散。（肉桂杏仁乾薑甘草治虛寒人夏月停冷食嘔吐者）冷香散。（生附片草果仁橘紅甘草炙生薑）然此舌必當慎辨。若黑色潤澤光滑無苔。刮之平淨者。是寒也。可遵舊說治之。若黑苔微厚粗膩。雖滑而刮之不淨。（口苦唇燥）外無寒證。脈非遽弱者。則是實熱。宜用清涼脾胃藥。寒熱之判。勢如冰炭。（當參看黑舌總論。）

紅邊中黑滑

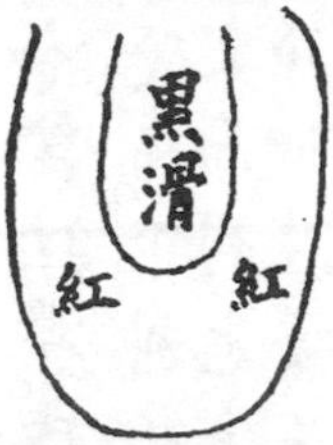

第六十五。紅邊中黑滑舌。是脾胃肝膽俱熱。而夾有溼邪也。若傷寒證見譫語者。為初傳陽明。宜白虎湯發汗自愈。大渴大熱。則倍用之。舊說謂冷食結滯。虛人用黃龍湯。即大承氣加甘草黨參當歸薑棗桔梗。邪熱傳裏。譫語發渴。身熱。心下硬痛。下利皆清水。此名結熱利症。非內寒而利也。宜此湯。衰老者去芒硝。壯實人用備急丸。巴豆一錢去淨油。生薑三錢。大黃三錢。共為末。作丸如豆大。治熱邪暴死。夏月中暍者。用人參白虎湯三法。雖不甚謬。然難見效。

第六十六。通尖黑乾邊白舌。是藏府實熱。感觸火燥。薰蒸溼氣。

通尖黑乾邊白

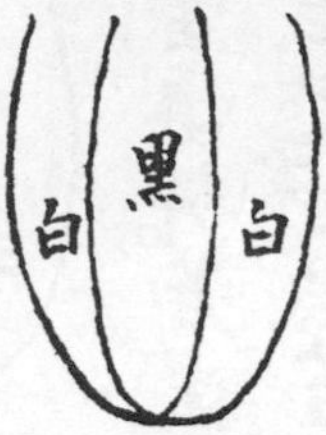

故邊白也。其證多大熱大渴。譫語煩燥。便閉咽乾不等。宜白虎湯大承氣湯合用。連服以黑退為度。如舊說指為陰陽兩感傷寒。用大羌活湯。羌活 防風 獨活 細辛 防己 黃芩 黃連 蒼朮 白朮 甘草 知母 川芎 生地黃 及沖和靈寶飲。即大羌活湯去獨活 防己 黃連 蒼白朮 知母 加柴胡 白芷 葛根 石膏 誤人多矣。蓋拘定白黑判陰陽。而不知黑舌均裏症。無表症。況既乾而通尖。裏急已極。尚可雜投驅風之燥藥乎。

黑邊暈內微紅

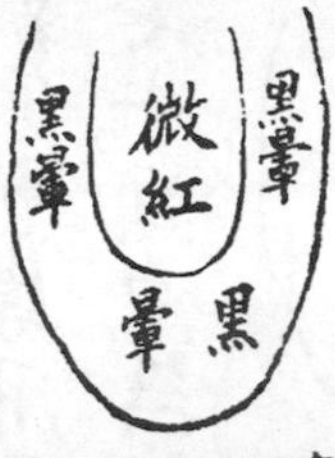

第六十七。黑邊暈內微紅舌邪熱入於心胞之候。宜涼膈散見四十舌合大承氣湯下之。舊說是也。凡黑舌偶有寒者。紅舌則無寒證。故黑暈間紅。可斷為熱。

中心黑厚

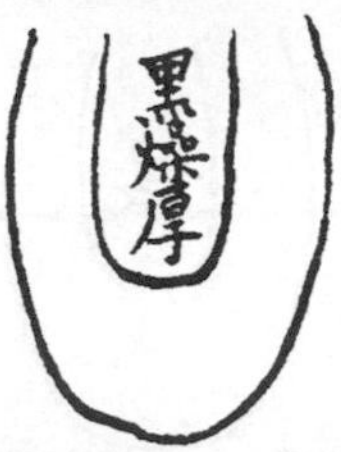

第六十八。中心黑厚舌。黑苔燥厚。脾胃極熱也。宜破格三黃白虎大承氣湯相間連服。至黑淨乃愈。如舊說用生脈散黨參麥冬北五味合黃連解毒湯。黃連黃芩黃蘗梔子仁雖無大誤。然病難愈也。

第六十九。中黑無苔乾燥舌。此舌宜詳辨。如中黑無苔。而舌底乾燥有小點紋可見者。乃胃經實熱。並無六氣侵擾也。宜破格白虎三黃治之。

中黑無苔乾燥

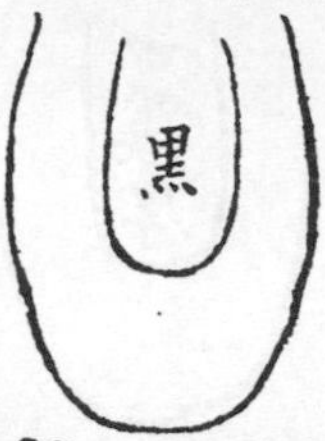

如中黑無苔。而舌底溼嫩光滑無點紋者。乃胃經虛寒。舌中屬胃亦非六氣所擾也。宜附子理中湯見六十四舌加肉桂黃耆治之。舊說不辨寒熱。專用生脈散合附子理中。誤人不少。

第七十。黑中無苔枯瘦舌。傷寒八九日過汗津枯血燥。舌無苔而黑瘦。大便閉。腹中卻不硬滿。神昏不寐。或時呢喃歎息者。宜炙甘草湯炙甘草桂枝人參生地寸冬麻仁生薑大棗舊說是也。若雜病裏證見此舌者。乃脾胃素

黑中無苔枯瘦

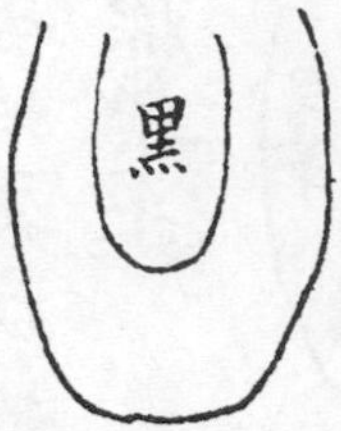

熱。而又誤服温補辛燥藥。傷其真陰也。宜大承氣湯下之。辨舌宜留意。

黑乾短

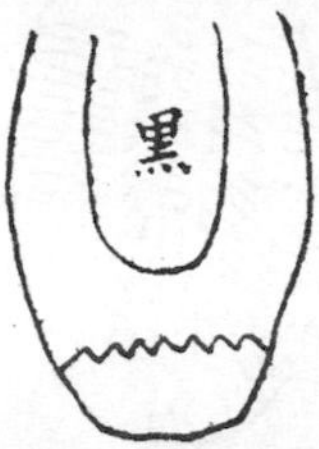

第七十一黑乾短舌。舊說謂厥陰熱極。或食塡中脘。腫脹所致。急用大劑大承氣下之。所論甚是。又云十中可救一二。服後糞黃熱退則生。否則死者。此識見未透。僅知試用承氣。而不敢多投。若能連服。十中必能救八九

中焙舌

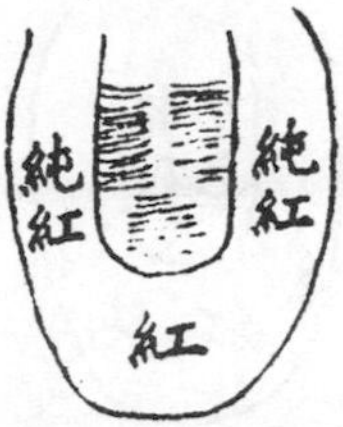

第七十二。中焙舌。其色純紅。内有黑形如小舌者。乃邪熱結於裏。君火熾盛。宜涼膈散。見四十舌大柴胡湯。見第五舌舊說是也。

裏黑舌

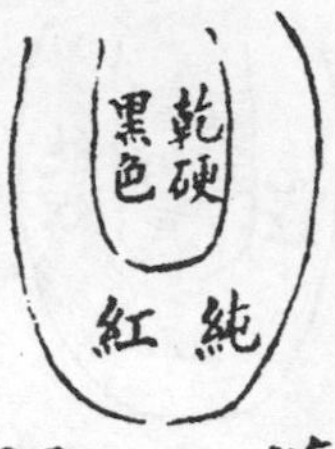

第七十三。裏黑舌。外見紅色。內有乾硬黑色。似小長舌。其上有刺者。熱毒盛熾。堅結大腸。急用調胃承氣湯下之。舊說不謬。然不如用白虎湯大承氣相閒連服。必愈。

滿黑舌

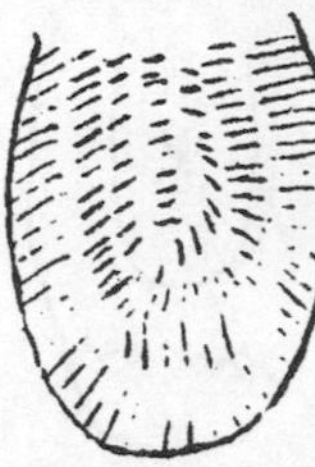

第七十四。滿黑舌。凡舌色全黑。本為陰絕。當即死。而有遲延未死者。非藏府極熱。即為極寒。尚留一線生機。苟能辨準。補偏救弊。卻可不死。如全黑無苔。而底紋粗澀乾焦。刮之不淨者。極熱也。不論何證何脈。皆宜十全苦寒救補湯。見第九舌數倍生石膏。急投必愈。如全黑無苔。而底紋嫩滑溼潤。如浸水腰子。淡淡瀜瀜。洗之不改色者。

極寒也。不論何證何脈。宜十全辛温救補湯（見第十舌）重加薑桂。急投可愈。舊說謂水尅火。百無一生。則迂矣。（參看總論）

第七十五。弦白黑心舌。在傷寒為邪入陽明。化火已久。熱逼太陰少陰也。宜破格白虎湯及大承氣湯輪服。不次急投。黑心退淨則愈。在雜病

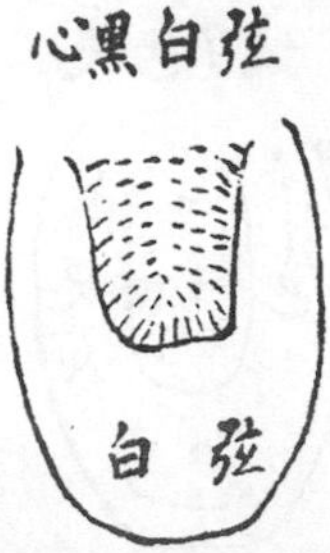

為實熱症。如吐血者。宜三黃白虎加犀角。大便閉者。宜大承氣。大熱大渴者。宜白虎湯（勿用甘草）若拘於弦白為寒。而不用苦寒藥。則無救法。舊說兼用五苓散。謬也。（若舌底光滑溼潤。刮之明淨無點罅焦紋者。則為寒。宜與上條參看。）

第七十六。弦紅中微黑舌。外淡紅中淡黑者。如惡風則表證未

弦紅中微黑

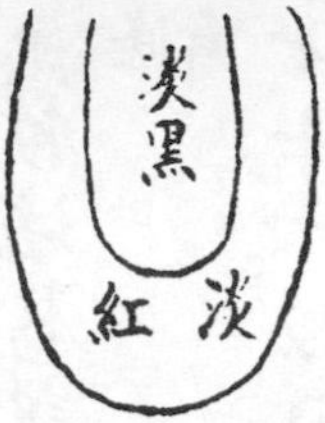

罷。用雙解湯（見四十九舌）解毒湯（四十舌）各半。以微汗之。汗罷即下之。舊說是也。如結胸煩燥。目直視者。宜大陷胸湯（見五十五舌）及大承氣間服。舊說云不治者。非也。

第七十七。灰色黑紋舌。舊說謂。脈實者急用大承氣下之。若脈浮。渴飲水者。涼膈散解之。十人可救一二。依此法不過如斯而已。實則見此舌。不論何證何脈。用十全苦寒救補湯。不次急投。服至黑灰退淨。則立愈。非臨證多者。不知其妙也。

灰色黑紋

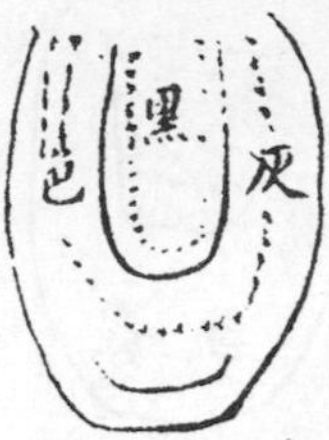

第七十八。根黑尖黃舌。乃藏府實熱之最顯者。不論何證何脈。

宜十全苦寒救補湯（見第九舌）不次急投。服至黃黑退淨。則立愈。萬無一失。若見識不到。畏苦寒藥如猛虎。遲疑失機。或偶爾嘗試。舌色不退。病仍不愈。反謂余言之謬。不知大熱內熾。必須苦寒。必須多服連服。否則自誤耳。舊說養陰退陽。微汗微下諸術。皆緩不濟急矣。

根黑尖黃

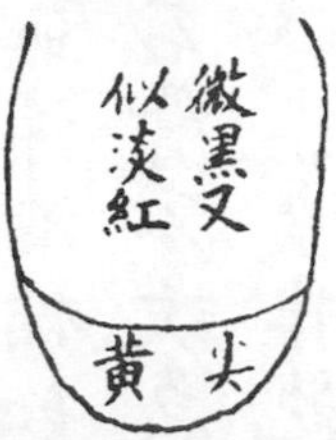

第七十九。中心黑苔舌。若刮之即淨。溼潤多津者。真寒假熱也。（間或有之）治宜十全辛溫救補湯。不次急投。至舌色不黑。則病愈。若刮之不淨。乾焦膩厚者。脾胃熱極也。不論何病何脈。宜破格苦寒救補湯加石

中心黑苔

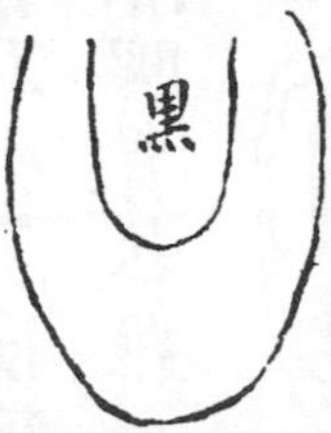

膏。不次急投。服至黑淨。則立愈。舊說但知以承氣下之。而不兼涼脾胃。勢難全愈也。

第八十。全黑無苔舌。如無點無罅。溼滑多水。如水浸腰子。淡淡融融者。極虛寒也。宜十全辛溫救補湯。(見第十舌)如無點無罅。乾燥少津。光亮似錢者。即絳舌之變。陰虛腎水涸也。妊娠者亦有之。宜十全甘寒救補湯。(生地 麥冬 天冬 萎蕤 元參 沙參 淮山藥 牡丹皮 澤瀉 地骨皮)加減酌用。如有點有罅。乾燥無津。濇指如錐者。極實熱也。宜十全苦寒救補湯。(見第九舌)數倍生石膏。不次急投。服至黑色轉紅則全。如黑色暗淡無苔無點。無罅。非溼非乾。似亮不亮者。陽虛氣血虧也。久病見之不吉。宜

全黑無苔

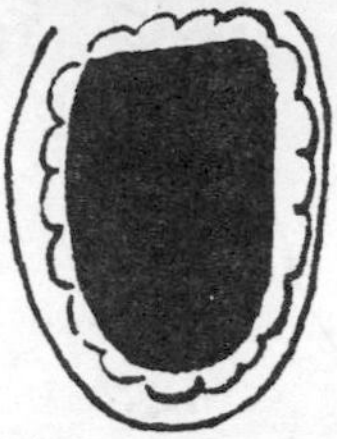

十全甘温救補湯。見第七舌凡見此舌。皆危證也。均裏證無表證寒熱虛實。務當詳辨。稍有不明。便易取禍。舊說糊塗。余不復述。以上三舌與七十四舌參看

【舌鑑辨正卷二】

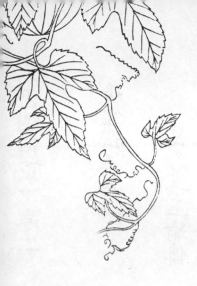

舌鑑辨正卷二

茂名梁玉瑜傳　　秀水陶保廉錄

灰色舌總論

灰色不列五色。乃色之不正也。舌見灰色。病概非輕。均裏證。無表證。有實熱證。無虛寒證。有邪熱傳裏證。有時疫流行證。鬱積停胸證。蓄血如狂證。其證不一。而治法不外寒涼攻下。寒涼以救真陰。攻下以除穢毒。在當用之時。不得訾為戕伐焉。舌鑑舊載總論謂。熱傳三陰。則有灰黑乾苔。皆當攻下泄熱。是也。又謂直中三陰。見灰黑無苔者。當溫經散寒。此說甚謬。蓋灰黑與淡黑色頗相似。惟灰則黑中帶紫。淡則黑中帶白之殊耳。若寒邪直中三陰者。其舌淡黑無苔。宜溫經散寒。如熱邪直中三陰者。其舌灰黑無苔。宜三黃白虎大承氣並用。連投。失出失入。其害非輕。願望舌者小心謹慎焉。

第八十一。純灰舌。全舌無苔而少津者。乃火邪直中三陰證也。

純灰舌

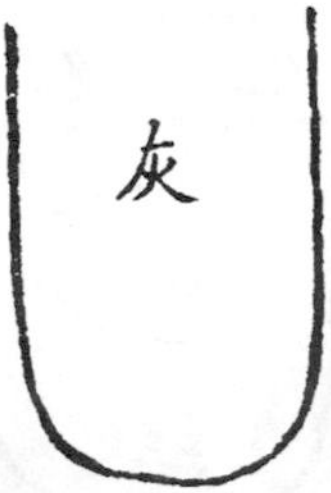

或煩渴。或二便閉。或昏迷不省人事。脈則散亂沈細伏代不等。舍脈憑舌。均屬裏證。凡灰舌無表證治宜三黃白虎大承氣並用。急速連投。服至灰色轉黃轉紅為止。病則立愈。舊說誤指為寒。用附子理中湯。見六十四舌 四逆湯。生附子甘草乾薑 安得不致漸漸灰縮乾黑而死乎。

第八十二灰中舌。傷寒症。熱邪轉入厥陰。舌中央灰色。而消渴。氣上衝心。飢不欲食。食則吐蚘者。宜烏梅丸。烏梅細辛乾薑當歸黃連附子川椒桂枝人參黃蘗。此丸又治寒痢。舊說是也。若雜病見此舌。為實熱裏症。則宜大承氣與白虎湯合用。

灰中舌

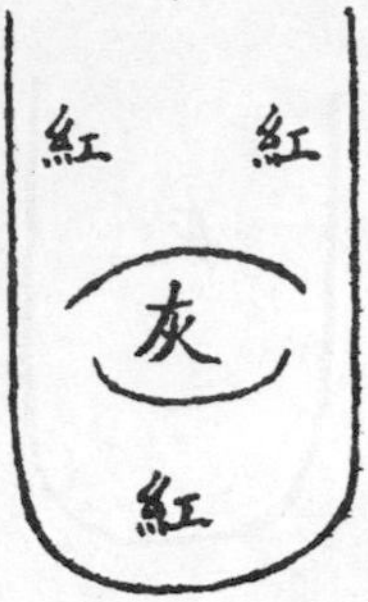

灰黑苔乾紋裂

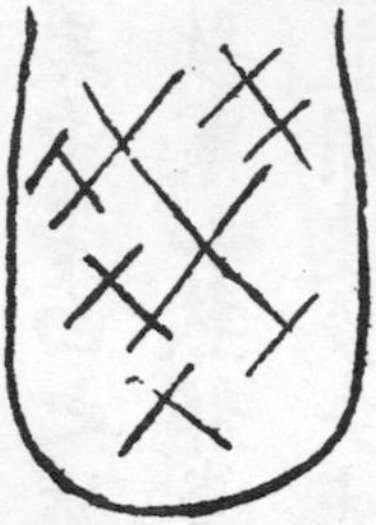

第八十三灰黑苔乾紋裂舌。此藏府熱極。又因誤食熱物。或誤服溫補辛燥藥。灼傷真陰所致。凡裂紋者。多因誤食溫燥物之故。治宜破格十全苦寒救補湯。見第九舌不次急投。服至灰黑色退。紋裂自平。則立愈。如舊說僅用涼膈散調胃承氣下之。熱不退。則不敢再用寒涼。遂歸於不治。姑息貽禍也。

第八十四。灰根黃尖中赤舌。腸胃燥熱也。如大渴譫語。或五六日不大便者。以大承氣急下之。如瘟疫證。熱證。惡寒脈浮者。酌用涼膈散第四十舌雙解散。見四十九舌舊說是也。

灰根黃尖中赤

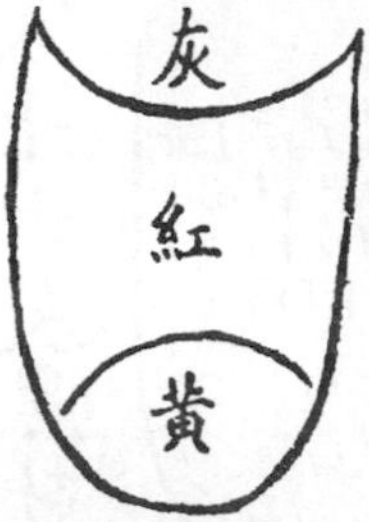

第八十五。灰色重暈舌。此溫病熱毒傳編三陰也。熱毒傳內一次。舌增灰暈一層。最危之證。急用涼膈散。或雙解散。見上黃連解毒湯。大承氣湯下之。一暈尚輕。二暈為重。三暈必死。亦有橫紋

灰色重暈

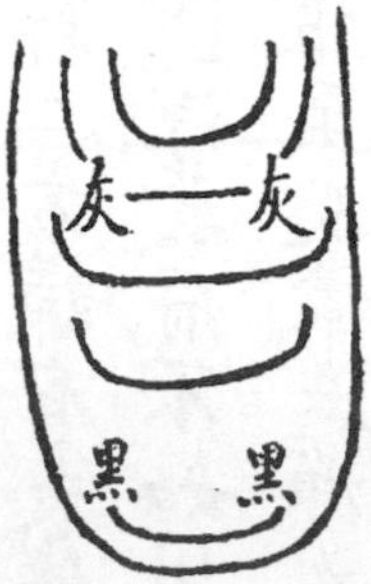

二三層者。與此不殊。舊說如此尚合理。惟熱毒傳裏已深。涼膈雙解二方。嫌有表藥。不宜。解毒湯太輕。大承氣僅能利下。而未能透涼藏府。不如用十全苦寒救補湯。四倍加生石膏。不次急投。服至灰暈退淨為止。雖見二三重暈。均能救活。

第八十六。灰黑乾刺舌。傷寒邪傳少陰。口燥咽乾證。偶見此舌。

宜大承氣下之。或藏府實熱已極。大熱大渴。胸中煩躁。內痛脹滿。飲食不進。一食即吐。常作乾嘔等證。宜十全苦寒救補湯。不

灰黑乾刺

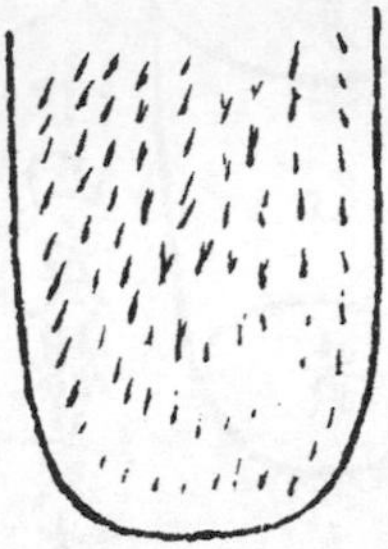

次急投。服至灰黑色淨。則立愈。舊說必待其轉失氣乃下之。則遲疑誤人矣。傷寒論陽明篇。少與小承氣湯。腹中轉失氣者。有燥屎也。乃可攻之。彼係熱邪初轉陽明。故用探試

之法。今見灰黑舌且有乾刺。是熱邪已結陰分。無可疑矣。

第八十七。灰黑尖舌。傷寒已經汗解。而見舌尖灰黑。有宿食未消。或又傷飲食。熱邪復盛之故也。以調胃承氣下之。舊說是也。若雜病裏熱見此舌。宜大承氣湯重加黃連。

灰黑尖

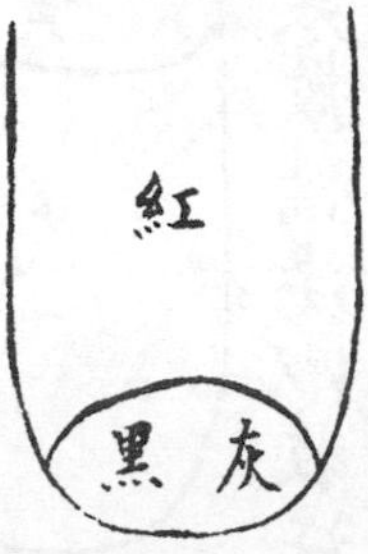

灰黑尖乾刺

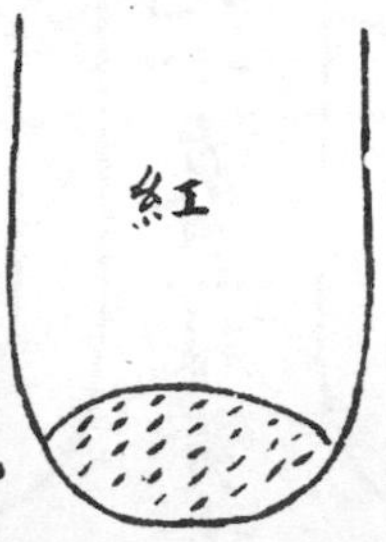

第八十八。灰黑尖乾刺舌。舌尖灰黑。有刺。而乾。是得病後猶如常飲食之故。雖證見耳聾脅痛發熱口苦。非少陽病。勿用小柴胡。宜大柴胡湯。見第五舌。或調胃承氣加消導藥。舊說是也。

第八十九。灰中黑滑舌。淡淡灰色中間有滑苔四五點如墨汁。

此熱邪傳裏而腹有積食未化。宜大柴胡湯。舊說是也。

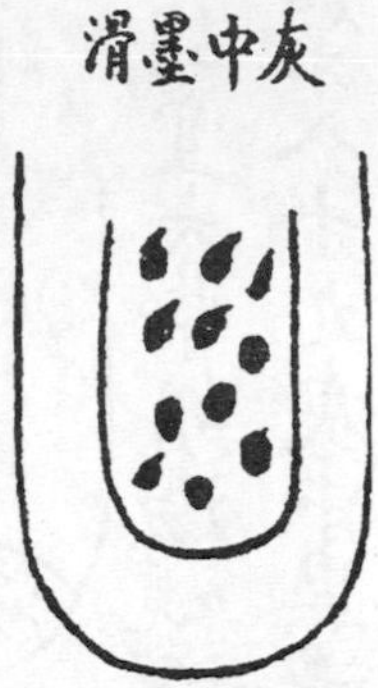

第九十。灰黑根黃舌。如苔厚乾燥刮之不淨者。乃熱入厥陰藏府實熱。而脾胃之火尤熾也。其證多胃有積滯。二便閉。發單燒熱。大渴消水。自汗不止。出至頸。而以下不出者。諸病急宜十全

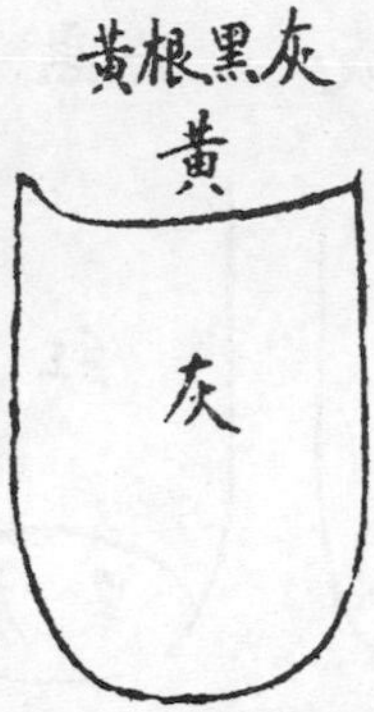

苦寒救補湯以收汗。服至二便利。則熱渴自汗必止。待舌色明淨。則全愈。舊說謂傷寒六七日不利。便發熱而渴。汗出不止者。正氣脫必死。其說未盡然也。

第九十一。淡灰中紫舌。瘟疫中臟者居多。傷寒邪傳手少陰。熱逼心經者亦有之。其證多卒然倒地。不省人事。或狂妄昏迷。或疾呼大叫。或自嚙舌尖。或拍胸嗟恨不等。治宜三黃瀉心湯（大黃 黃連 黃芩）加黃蘗連翹木香生甘草。不次急投。服至舌色漸淨。則必愈。若稍涉遲疑。淡灰轉黑。淡紫轉藍。邪毒攻心已甚。而傷腐脾胃。則不治矣。舊說云。自嚙舌尖。少陰厥氣逆上。非藥可治者。蓋誤於遲疑耳。

淡灰中紫

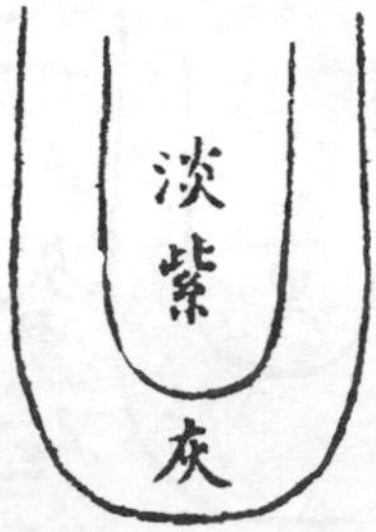

第九十二。灰色黑暈舌。乃熱毒中藏府。火氣交攻。故全舌灰色兼色黑暈。時疫熱毒中脾胃。逼及於腎。多見此舌。傷寒救治失

灰色黑暈

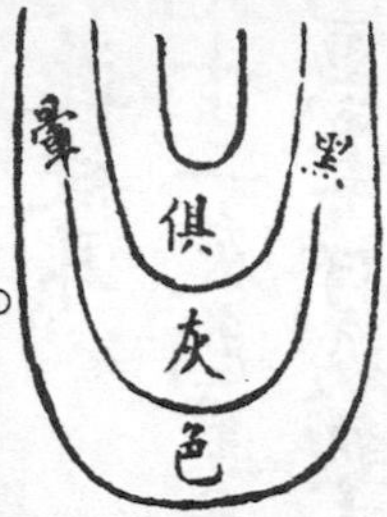

宜。邪陷厥陰亦有此舌。不論何證何脈。將十全苦寒救補湯分為二劑。先服大承氣。後服三黃白虎等藥。循環急投至黑暈灰色漸退則愈。舊說知急下之。而用酒泡大黃則誤矣。凡治實熱及疫症。宜生大黃專瀉陽分之火。治陰虛證。宜酒浸九蒸熟大黃治傷寒證。宜酒洗大黃以一洗為度。若泡製太過矣。其生氣凝而不走。潤而不涼投之實熱人。必將陽分之病引入陰分。更難治也。

灰黑弦紅

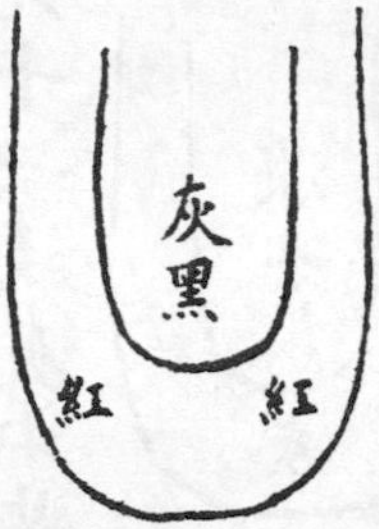

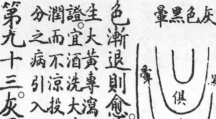

第九十三灰黑弦紅舌。乃脾胃實火鬱結不得流通也。傷寒化火傳入陽明。而逼太陽者。亦有之。不論何證何脈。大承氣湯不次急投。服至灰黑色退淨。則必愈。舊說云。三四次下之方退。若五六次下之不退不治者。此未澈底明白之談也。

第九十四。心灰弦黃舌。藏府本熱毒疫復中脾胃也。宜三黃大承氣急下之。則愈。或傷寒證誤服補中藥。燥傷脾胃者。宜大柴胡湯下之。如下見黑、糞急。以破格苦寒救補湯不次速投。至舌淨。則必愈。舊說云不治者。誤也。

心灰弦黃

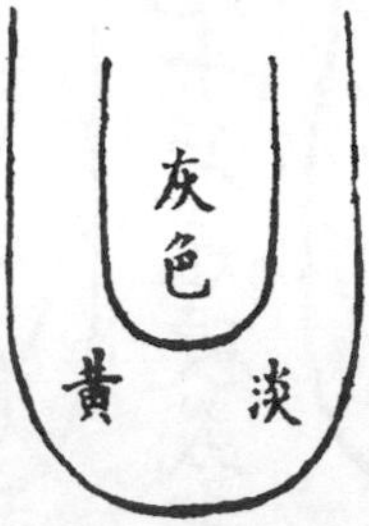

第九十五。微灰生刺舌。疫邪中脾胃居多。或實熱人誤服溫補辛燥藥所致。不論老少。何證何脈。見此舌即宜十全苦寒救補湯。分二劑（先大承氣後三黃白虎等）不次急投。至舌盡乃愈。舊說用三消飲。

微灰生刺

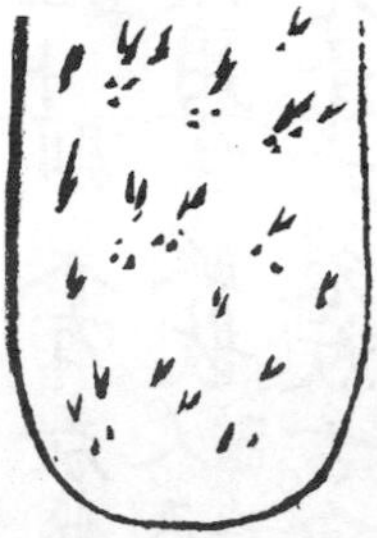

見三十二舌則兼有表藥。羌葛柴胡也。舌色如溫藥。檳榔草果薑棗此皆裏證也。不可表也。此時切忌溫。老人用生脈散。人參麥冬五味甘補酸濇。必斂執邪矣皆謬誤。

第九十六。裂紋舌。血液灼枯也。內熱失治。邪火毒熾者有之。宜大承氣急下以救真陰。則裂紋自平。舊說是也。

裂紋

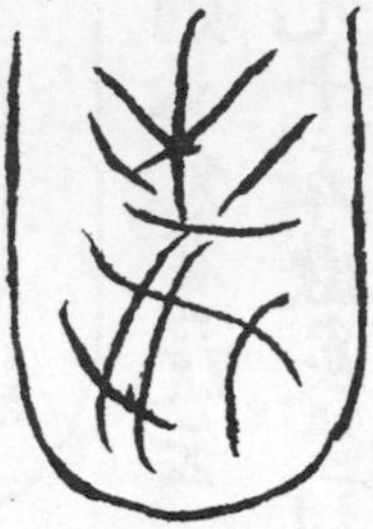

第九十七。短硬或卷舌。凡舌短由於生就者。乃初生時將口之血吞下之故。無關壽夭。若因病縮短。不能伸出者。危證也。傷寒邪陷三陰。及實熱證火逼三陰。皆能短舌。不論何脈。當辨其苔色。如確是內

短硬或卷

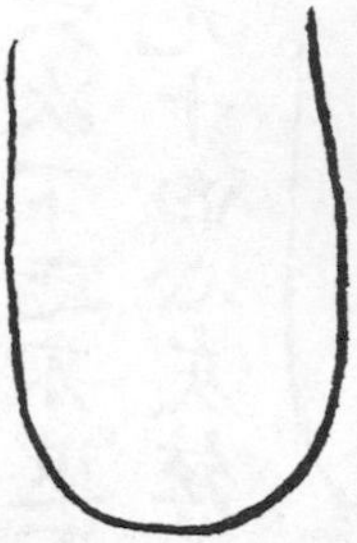

熱。則宜大承氣急下以救真陰。若少陰自絕症。則不治。凡舌硬者。即强舌木舌重舌腫舌大舌之類藏府俱熱。而心經尤熱也。宜十全苦寒救補湯加黃連連翹。各二錢不次急服。凡舌卷者。傷寒邪入厥陰。舌卷囊縮。目睛直視。乃藏府極熱而肝血涸也。宜十全苦寒救補湯加羚羊角。三錢不次急投。則愈。舊說未盡善。

紅舌總論

全舌淡紅。不淺不深者。平人也。有所偏。則為病。表裏虛實熱症皆有紅舌。惟寒證則無之。如全舌無苔。色淺紅者。氣血虛也。色深紅者。氣血熱也。色赤紅者。藏府俱熱也。色紫紅瘀紅者。藏府熱極也。中時疫者有之。誤服溫補者有之。色鮮紅無苔無點無津津舌底出無液液舌面浮者。陰虛火炎也。有苔可作熱論。虛極不能生苔。色灼紅無苔無點。而膠乾者。陰虛水涸也。色絳紅無苔無點。光亮如錢。或半舌薄小而有直紋。或有泛漲而似膠非膠。或無津液而咽乾帶澀不等。紅光不活。絳色難名。如猪腰將腐。難以言狀。水涸火炎陰虛已極也。瘦人多火。偏於實熱。醫者拘於外貌。輒指為虛。誤服溫補。灼傷真陰。或誤服滋補。名為滋陰降火。實則膩滯酸斂膠粘。實熱引入陰分。漸耗真陰。亦成絳舌。而為陰虛難療矣。其初必有黃苔。醫者不知。久之內傷已甚。不能顯苔而變絳色矣。凡陰虛火旺之病。自生者極少。多由醫家誤用補藥逼成也。不論病狀如何。見絳舌則不吉。古鑑舊載總論引仲景云。冬傷於寒。至春變為溫病。至夏變為熱病。故舌紅面赤。此專指瘟疫與傷寒也。而紅舌各病。實非瘟疫傷寒所可賅括。勿泥古以致誤。

純紅

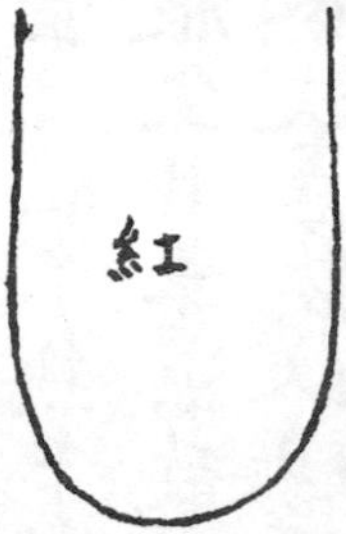

第九十八。純紅舌。非純而不雜。即瘀紅之色也。藏府極熱者。中時疫者。誤服溫補者。皆有之。宜三黃白虎加連翹。或大小承氣等藥酌用。但求病愈。不必拘合古方。此舌亦有表證者。則兩臉周身必發熱。

頭暈目眩。乍熱乍寒。脈浮數。邪熱在太陽也。宜薄荷荊芥竹葉葛根生甘草涼散表邪。不可遽用寒涼攻下。舊說專指表證。用人參敗毒散。人參羌活獨活柴胡前胡桔梗川芎枳殼伏苓甘草余恪守家訓。不敢妄用人參。喻嘉言謂用參數分入表藥中。助元氣以爲驅邪之主。余謂今昔物性不同。今日之參。只能升提溫補。投之實熱人。徒補邪氣耳。柴胡升燥少陽經。羌活獨活通燥諸經。必風邪深入方可用。若熱邪在太陽用之適引邪入他經。

紅中淡黑

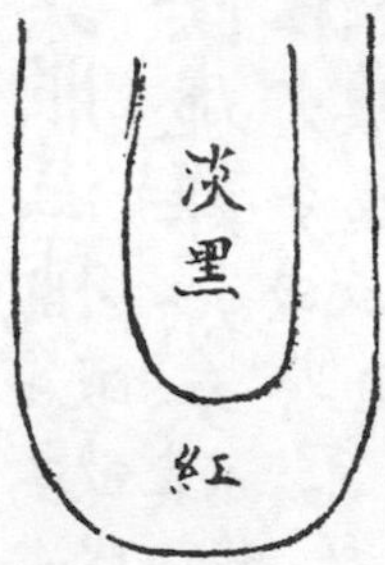

第九十九。紅中淡黑舌。藏府實熱也。不論何病何脈。皆裏證。無表證。傷寒傳裡。大發燒熱。結胸煩燥。二便秘。雙目直視。或疫毒中三陰。均有此舌。宜十全苦寒救補湯。不次急投舌淨必愈。舊說先汗後下。又以結胸為不治。殊未當也。與六十五六十八七十二七十三七十六九十三諸條參看。

紅中焦黑

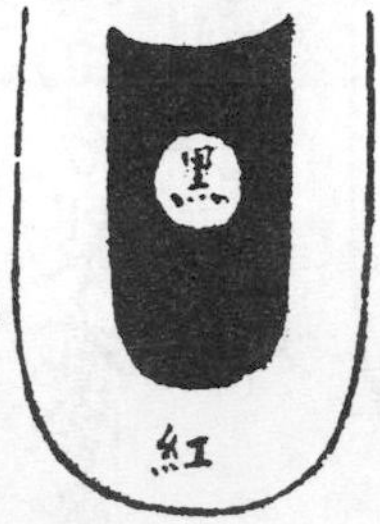

第一百。紅中焦黑舌。藏府俱熱。而脾胃尤熱也。誤服補及中時疫者有之。不論何脈。皆屬裡證。宜十全苦寒救補湯倍加生石膏。不次急投。勿稍遲疑。以服至焦黑退淨為準。則必愈。舊說近是。尚嫌姑息。

紅內黑尖

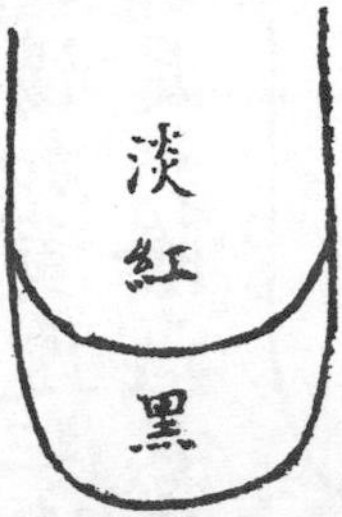

第一百零一。紅內黑尖舌。藏府皆熱。而心經尤熱也。傷寒邪火逼手少陰。瘟熱直中手少陰。誤服補心藥。熱心血者。皆有之。宜大

承氣湯加黃連三錢。連翹黃芩黃蘗各二錢。服至黑尖退淨則愈。舊說謂足少陰瘟熱乘手太陰。用竹葉石膏。未當。

紅斷紋裂

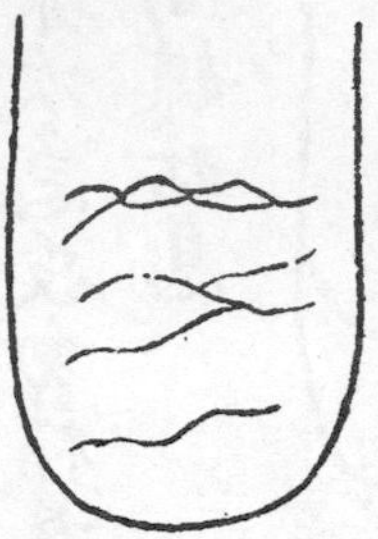

第一百零二。紅斷紋裂舌。如舌色赤紅厚。苔膩而裂紋者。藏府實熱者。宜十全苦寒救補湯倍加犀角。如灼紅色即比絳色畧鮮無苔無點而紋裂者。陰虛火炎也。舊說用黃連解毒湯加麥冬可也。陽火陽藥。陰火陰藥。誤投必敗。

紅色紫瘡

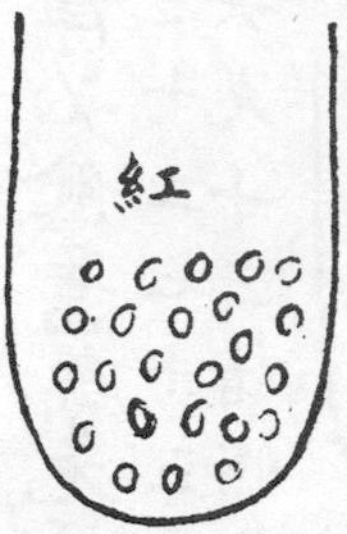

第一百零三。紅色紫瘡舌。瘡在心肺經位者。乃時疫毒中心肺。或楊梅毒注心肺。皆有之。宜十全苦寒救補湯倍加生石膏黃

連。不次急投。至瘡平則愈。舊說謂瘟疫煩渴。或欬。用解毒湯。見四十舌。並益元散加黑參薄荷。此時非大承氣不能驅毒。非白虎不能救陰。解毒益元輕不濟事。黑參為陰分涼藥。病在陽火。而反瀉陰火。則無益有損。薄荷亦不對證。尺脈無則死。病重脈亂。當舍脈憑舌。皆不明治法之論也。

第一百零四。中紅根微黃舌。傷寒邪傳陽明胃府。宜白虎湯。若頭汗身涼。小便難者。宜茵陳蒿湯加梔子香豉。舊說是也。若無病人見此舌。為藏府微熱。可以勿藥。倘有病發。勿投溫補。

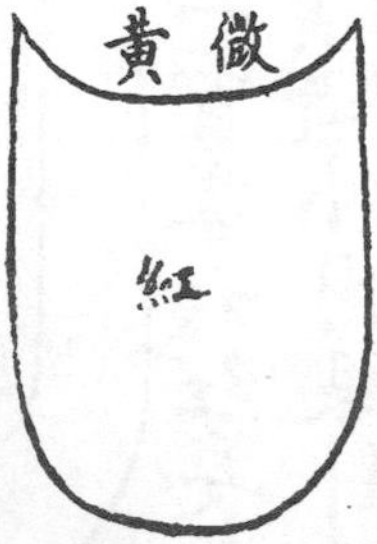

中紅根微黃

第一百零五。紅中微黃滑舌。傷寒病五七日。舌中見黃苔。則為陽明證。如脈沈實譫語。雖苔滑。亦宜大柴胡湯。若乾燥者。內邪熱盛也。急以大承氣下之。舊說是也。如無病人有此舌。是藏府本熱。而飲食復留溼熱也。行動即消化。可勿用藥。

紅中微黃滑

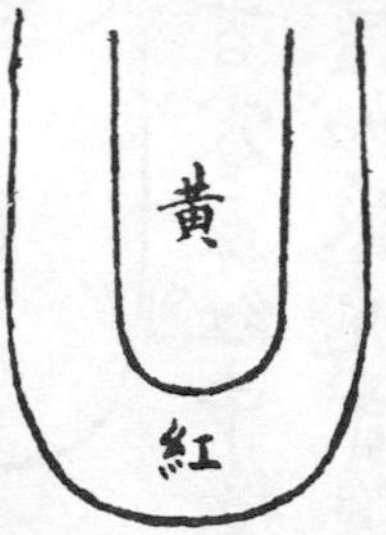

第一百零六。紅長脹出口外舌。熱毒乘心也。內服三黃瀉心湯。大黃黃連黃芩外用銀針砭去惡血。從舌之脾經。輕以出毒若誤中人以筋絡。來血不止。亦足誤人。龍腦香即上冰片也人中黃。滲之即愈。舊說是也。如不針。則合用大承氣二三黃瀉心湯。不次急投。必大瀉頻瀉乃愈。

紅長脹出口外

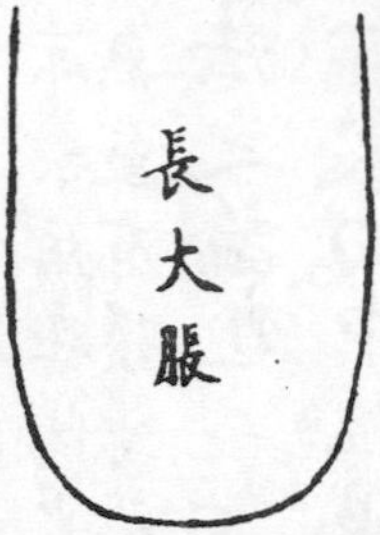

第一百零七。紅餂舌。天行燥火時疫症有之。全舌必紫而兼瘀。藏府為疫毒內攻。逼迫心經。所以舌長出口外。時弄不止。或餂

紅餂

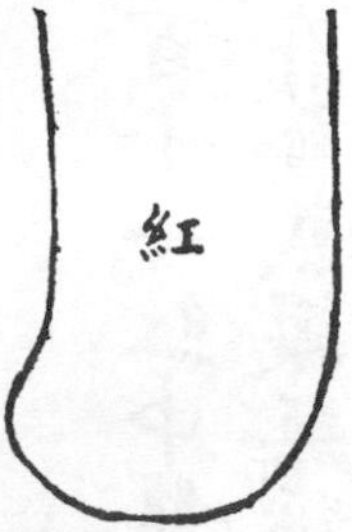

上下唇。左右口。角。或餂至鼻尖不等。宜十全苦寒救補湯。倍加川連生石膏。不次急投。至舌收回乃愈。知治法者。可以十全。否則十無一生。舊說用解毒湯加生地。必不效也。

第一百零八。紅痿舌。痿者。輭而不能動也。淡紅痿者。宜補氣血。

紅痿

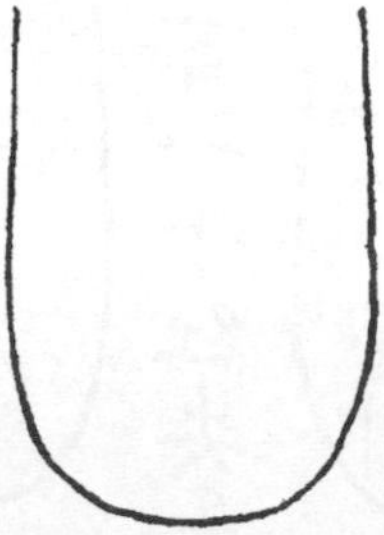

深紅痿者。宜涼氣血。赤紅痿者。宜清涼藏府。紫紅痿者。宜寒涼藏府。並攻瀉之。鮮紅灼紅痿者。宜滋陰降火。惟絳紅痿者。陰虧已極無藥可治。舊說祇云紅痿而不分類。謬甚。

第一百零九。紅硬舌。藏府實熱已極。又為燥火侵淫。誤服瘟藥。

則舌根強硬不能言語。或時瘈直中三陰者亦有之。均裏症實熱症。無表症虛寒症宜十全苦寒救補湯。不次急服。必愈。未當。

紅硬

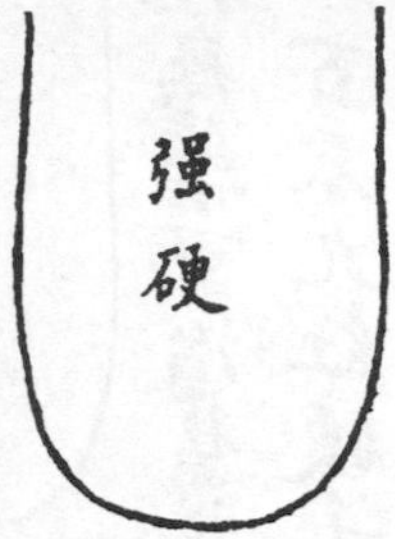

第一百一十。紅尖出血舌。乃手少陰心經邪熱壅盛所致。宜三黃瀉心湯加黃蘗連翹生地各三錢真犀角尖。六錢不次急服則愈。舊說論證尚合。而用藥嫌雜。舊用加減犀角地黃湯。內有當歸赤芍桔梗丹皮等。皆於邪旺時不宜。

紅尖出血

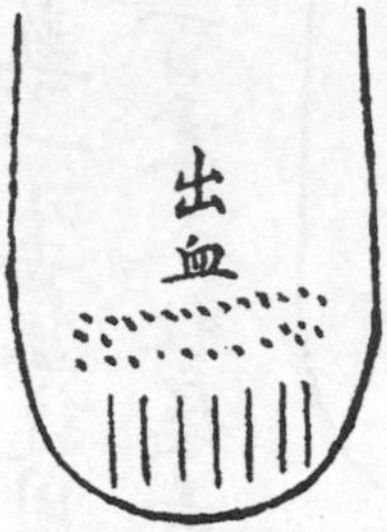

第一百十一。紅中雙灰乾舌。藏府皆熱。而脾胃尤亟也。傷寒邪入胃府。發熱。讝語。循衣撮空者。常有此舌。實熱。人飲食鬱結者

紅中雙灰乾

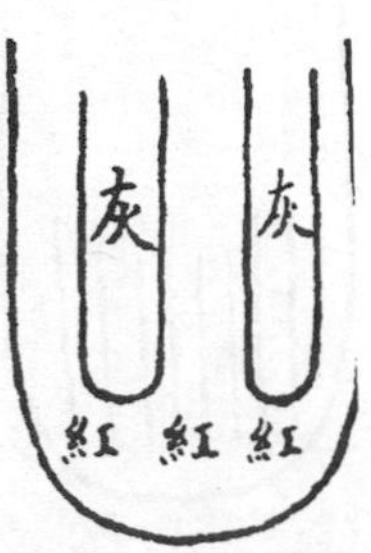

亦有之。不論何脈。宜十全苦寒救補湯。分二劑。先大承氣湯。後三黃白虎。不次急投。循環連服。將黑糞下淨則愈。舊說謂下黑糞則死。謬甚。是泥於書而臨證少也。

尖紅根白苔

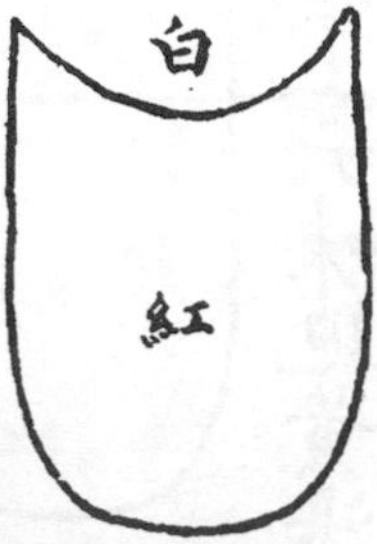

第一百十二。尖紅根白苔舌。紅尖是本色。白苔為表邪。白浮薄滑者

如惡寒身熱頭痛。宜汗之。不惡寒身熱頭痛煩渴者。太陽表證也。宜五苓散兩解之。

舊說尚是。惟此舌不應列於紅舌中。表證初起。往往不顯於舌。若白苔厚膩。則又為裏熱證。須參看白舌總論及第一第二三各條。

第一百十三。紅戰舌。顫掉不安。蠕蠕微動也。深紅赤紅而戰者。宜三黃石膏等湯。紫紅瘀血而戰者。宜三黃白虎大承氣。淡紅而戰者。宜十全大補湯。人參白朮茯苓甘草熟地川芎當歸白芍黃耆肉桂鮮紅灼紅而戰者。宜六味地黃湯。熟地山茱萸山藥茯苓丹皮澤瀉此舌虛火實火皆有之。均裏證無表證誤治即壞。舊說指為汗多亡陽。或漏風所致。且不詳辨。而概用溫補。謬也。

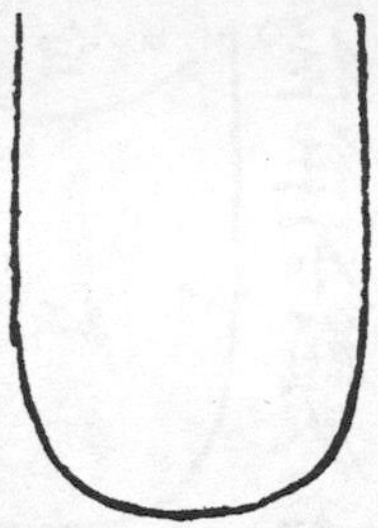
紅戰舌

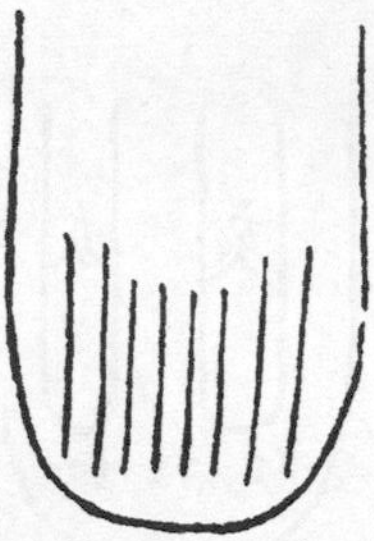
紅細枯長

第一百十四。紅細枯長舌。如絳紅無苔。乾枯紅長而有直紋透舌尖者。陰虧已甚。火陰之氣絕於內。不能上通舌根。故不顯苔也。命絕難治。聊用滋陰降火亦數衍而已。若赤紫紅色中間尚帶顯苔饋者。黃黑不等。雖有直紋透尖。亦作為藏府實熱症。不作陰虛。宜三黃白虎大承氣合投。可愈。倘用二冬二地等滋陰藥。引入陰分。即難治。辨之詳慎。方不誤人。

第一百十五紅短白泡舌。口瘡舌短有泡。聲啞咽乾煩躁者。乃瘟疫強汗。或傷寒未汗而變。酌用三黃石膏犀角。舊說是也。

紅短白泡

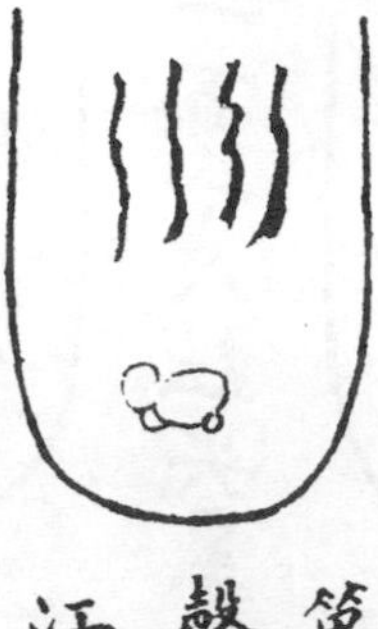

第一百十六邊紅通尖黑乾舌。藏府實熱。而心肺脾胃尤亟也。

邊紅通尖黑乾

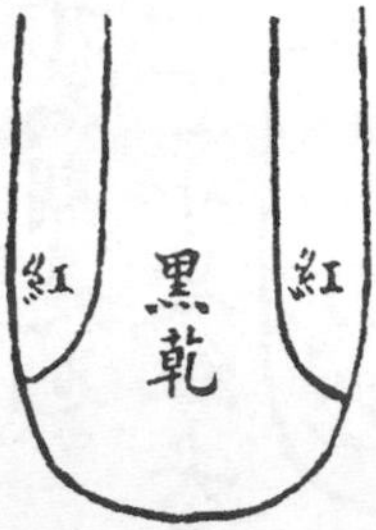

傷寒傳少陰證。燥暑中少陰證。瘟疫症。雜病實熱。皆有之。不論何病何脈。宜十全苦寒救補。不次連服。則必愈。舊說急下再下。

以平為期是也。

第一百十七紅尖紫刺舌。乃心經極熱。而又受邪火薰蒸也。宜大承氣湯加黃連五錢連翹三錢急服則愈。舊說用枳實梔子豉湯加大黃。雖下而不甚涼。芒刺再生。又不敢連投。安得不危。

紅尖紫刺

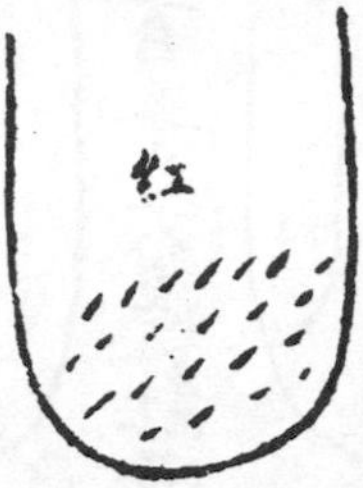

第一百十八紅尖黑根舌。心腎火熾。脾胃受困也。傷寒邪入陰。瘟疫毒中陰。實熱鬱傷陰。皆有之。不論何證何脈。用大承氣急下。以去其毒。用三黃白虎急涼。以救其陰。二方連環服至黑退則愈。舊說未善。彼謂瘟疫二三日可微下之。四五日後。舌變深黑。下無濟矣。若邪結於咽。目瞑脈絕。油汗者。一

紅尖黑根

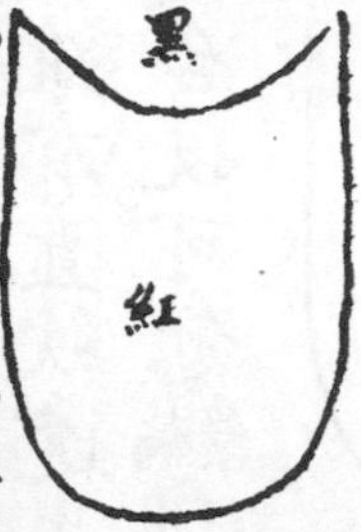

二日內死。蓋微下則不能去毒。僅一下之以不間而大涼藥。則不能挽回已傷之陰。又偶爾嘗試。無膽無識。安得不死耶。此條須參看黑舌總論及第七十三舌。

第一百十九。紅嫩無津舌。全舌鮮紅柔嫩而無津液望之似潤而實燥涸者。乃陰虛火旺也。宜十全甘寒救補湯與十全苦寒不同見第八十舌。常服之舊說用生脈散。人參麥冬北五味人參三白湯。人參澤瀉白茯苓白朮白芍薑棗醫家積鮮誤人不少。五味白芍酸斂。人參燥肺。苓朮薑棗皆溫補。以此治陰虛人。則腎火愈旺。真水益虧矣

紅嫩無津

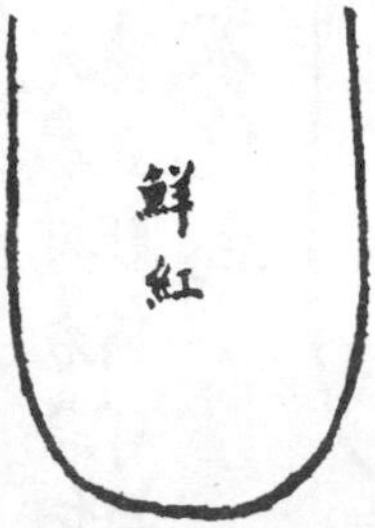

第一百二十。生瘢舌。全舌純紅而有小黑點者。藏府皆熱也。傷寒邪傳陽明府。失治。以致邪火逼入三陰證。或疫毒直中三陰

證。或實熱人誤服辛溫藥。燥傷三陰證。均有之。不論老少。何病何脈。見此舌。即宜十全苦寒救補湯倍加真犀尖。連服必愈。舊

生瘢

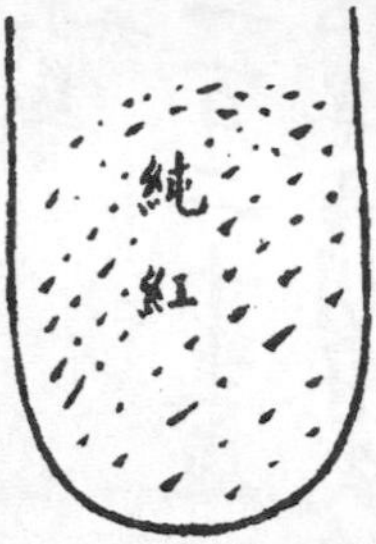

說用元參升麻葛根湯。及化瘢湯。即白虎湯除粳米加人參。誤人多矣。非陰火。何可用元參。非表證。何可用升麻葛根。熱毒正旺。何可用參以補邪火。舉世甘受其誤。願衛生者勿泥古不化焉。

將瘟

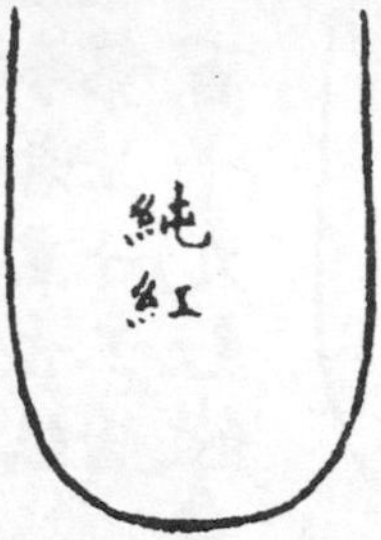

第一百二十一。將瘟舌。即九十八純紅舌也。治法亦同舊說。又以將瘟舌別其名。殊屬無謂。

第一百二十二。紅星舌。全舌純紅而有深紅星。乃藏府血分皆

紅星

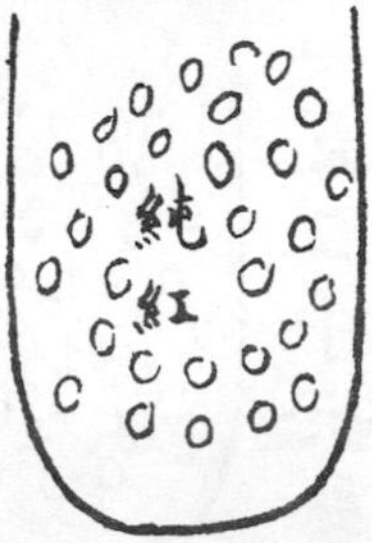

熱也。中燥火者中疫毒者實熱。人誤服溫補者皆有之。其病多大熱大渴。心胸脹滿。皮膚燥癢。日夜不能眠。大便秘小便澀不

等均屬裏症宜十全苦寒救補湯急投。舊說指爲傷寒將發黃用茵陳湯合五苓散誤也。熱毒傳裏。茵陳蒿湯不濟事。五苓散內有苓朮肉桂皆於熱人不宜。

第一百二十三裏圈舌。淡紅中有紅暈而絃又純黑乃心包

裏圈舌

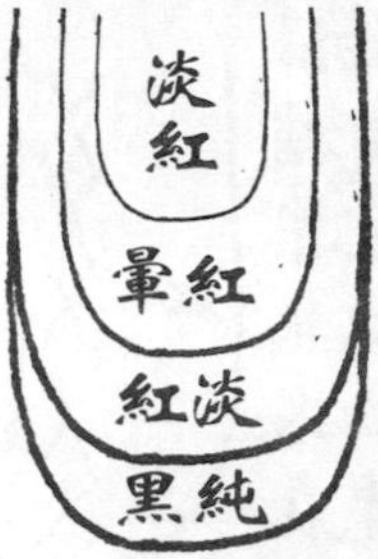

絡蘊熱。復受邪火侵入二火相逼故顯此舌宜大承氣下之。舊說是也。

第一百二十四人裂舌。紅色中有裂紋如人字者君火燔灼熱

人裂

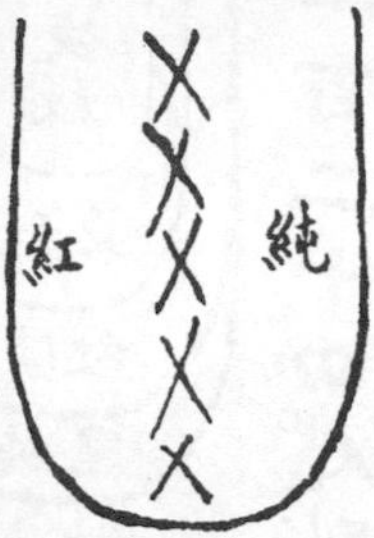

毒炎上。故發裂也。宜涼膈散。見第四十舌 如渴甚燥熱者。宜大承氣湯下之。舊說是也。不論白紅黃黑各舌。若中有裂紋如川字、爻字、人字不等。或裂字直槽者。多由實熱。人誤服溫補藥。熱火在藏府相爭所致。大承氣雖能下毒。而未能涼沁腸胃。宜以白虎湯與承氣循環服。不知者以為太重。實則力求周密之策也。凡治實熱內逼之症。皆宜如此。

第一百二十五。蟲碎舌。紅舌中更有紅點。如蟲碎之狀者。熱毒熾盛也。宜小承氣湯下之。不退。再用大承氣舊說是也。然不如將十全苦寒救補湯分為大承氣三黃白虎等二劑循環連服。以舌淨為度。

蟲碎

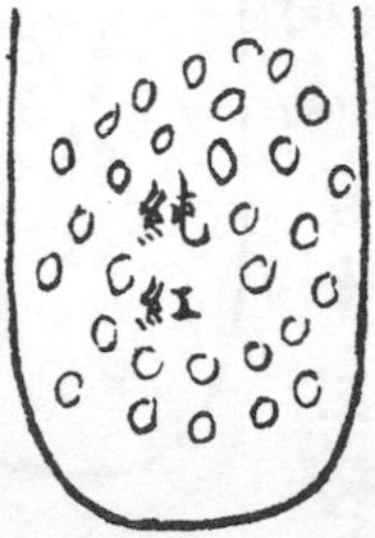

第一百二十六。厥陰舌。舊圖繪全舌純紅。內有黑絲紋環。其後

厥陰舌

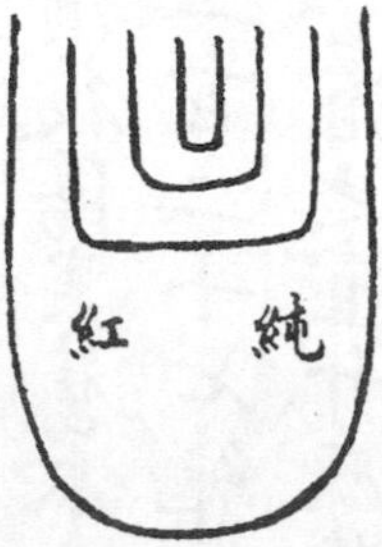

方正而不達邊。余以為凡舌色純紅兼顯黑絲。必非寒證。當是熱氣結於足少陰。宜用寒涼藥。而舊說指為陰毒中厥陰。以理中四逆湯溫之。未知合否。寒涼之判。吉凶所繫。余未見過此舌。不敢妄斷。請識者辨之。

紫色舌總論

紫見全舌。藏府皆熱極也。見於舌之某經。即某經鬱熱也。傷寒邪化火者。中時疫者。內熱薰蒸者。誤服溫補者。酒食溼滯者。皆有紫舌。有表裏實熱證。無虛寒證。若淡紫中夾別色。則亦有虛寒證。凡辨舌無苔。則論之本色。有苔則憑舌之見色。參之望聞問切。以判表裏寒熱虛實之真假。雖不中。不遠矣。余數十年來。但知有紫色舌。未聞有紫苔舌。但見紫舌為各種熱症。未聞概屬酒後傷寒。舊本專指酒後傷寒。未免拘執

第一百二十七。純紫舌。傷寒。以葱酒發汗。酒毒入心。或酒後傷寒皆有之。宜升麻葛根湯加石膏滑石。若心煩懊憹。宜梔子豉

純紫

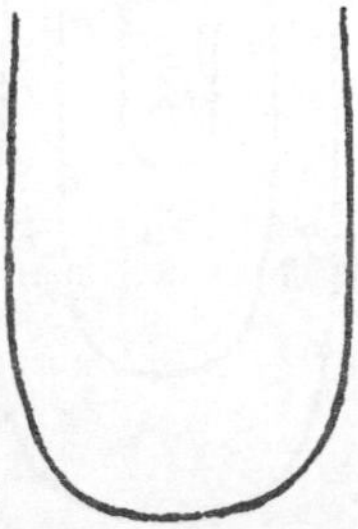

湯。否則發瘢。舊說尚是。然紫舌非專屬傷寒也。如傷寒邪化火。或中時疫毒。或誤服溫補。或內熱鬱結。諸症皆有之。均宜十全苦寒救補湯急服。

第一百二十八。紫中紅瘢舌。渾紫而又起紅瘢。或渾身更發赤

紫中紅瘢

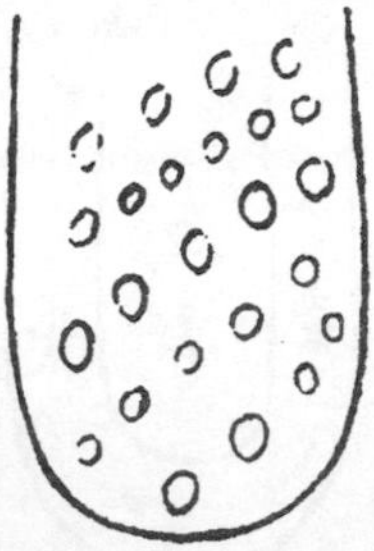

瘢者。宜化瘢湯。見一百二十舌三黃解毒湯加青黛。或涼膈散。見四十舌或消瘢青黛飲。青黛黃連犀角石膏知母梔子。元參生地柴胡人參甘草薑棗。加酸一匙和服。大便實者去人參加大黃。此陶節菴方也。舊是近是。惟元參生地柴胡人參薑棗酸七者。皆與陽火實熱裏證不對。當除去乃效。若泥古方不敢加減。亦足誤

人。癍證

第一百二十九紫上白滑舌。此藏府本熱或因感冒時邪。身熱惡寒頭痛者。宜紫蘇薄荷荊芥甘草等輕表之。若白苔不滑而厚膩。則實熱內蓄也。如無表證。宜苦寒清裏藥。舊說謂酒後感寒。或誤飲冷酒所致。亦令人心熱頭痛惡寒。隨證解表可也。

紫上白滑

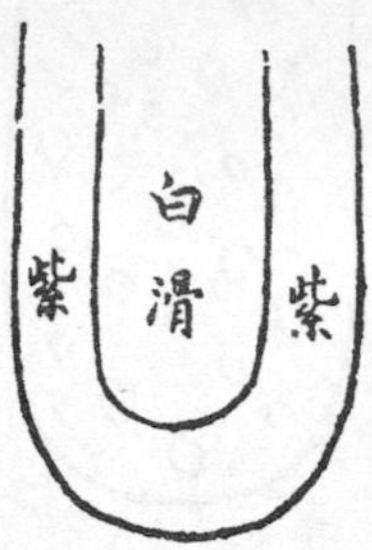

第一百三十淡紫青筋舌。淡紫帶青而濕潤者。絆青黑筋者。乃寒邪直中陰經也。必身涼。四肢厥冷脈沈緩或沈弦。宜四逆湯甘草乾薑附子理中湯。人參甘草白朮乾薑小腹痛甚者。宜回陽救急湯。即並四逆理中

淡紫青筋

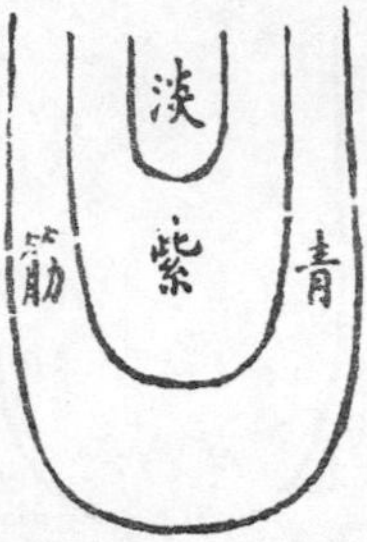

舊說是也。若舌不溼潤而乾苦。則是實熱。（又加肉桂半夏五味茯苓陳皮也）宜涼劑。

第一百三十一。紫上赤腫乾焦。舌舊說舌邊紫而中心赤腫。足陽明受邪。或已下後即食酒肉。邪熱復聚所致。若赤腫津潤。大柴胡湯微利之。若煩躁厥逆脈伏。先用枳實理中湯。（即理中湯加枳實茯苓也）次用小承氣。是仍指傷寒證。有寒食結胸也。若雜病見此舌乃脾胃實熱已極。不論何脈。將十全苦寒救補湯分二劑。（一大承氣湯。一三黃白虎。）循環急投服至赤腫消。則必愈。過於遲疑。勢必誤人。

紫上赤腫乾焦

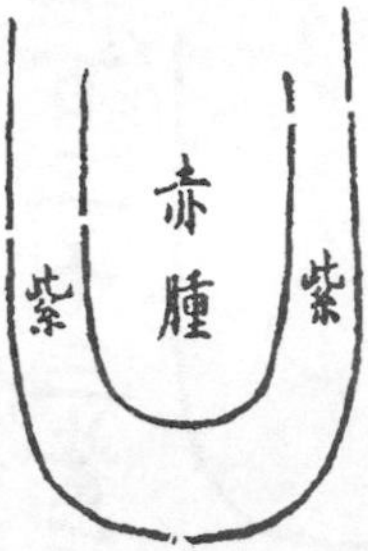

第一百三十二。紫上黃苔乾燥舌。乃藏府素熱。脾胃尤甚。或嗜

酒積熱。或燥火入裏。或誤服溫補所致。皆實熱裏證。無表證。宜十全苦寒救補湯。對證加減。連服則愈。舊說用大承氣。近是。用大柴胡。則非也。

紫上黃苔乾燥

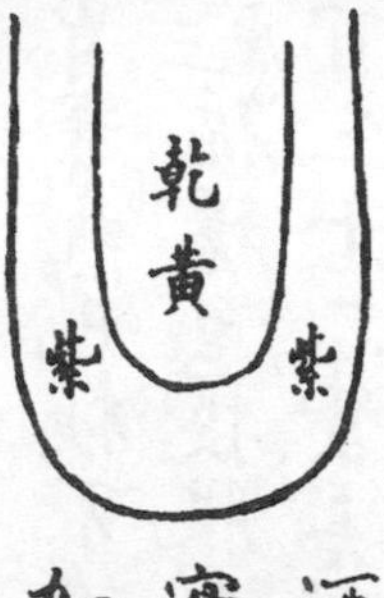

第一百三十三紫短舌。色紫。短而團圞。食滯中宮。又熱傳厥陰也。急以大承氣下之。舊說尚是。又云。下後熱退脈靜舌柔和者生。否則死。是不知舍脈憑舌之治法也。余意必當下淨其積。涼

紫短

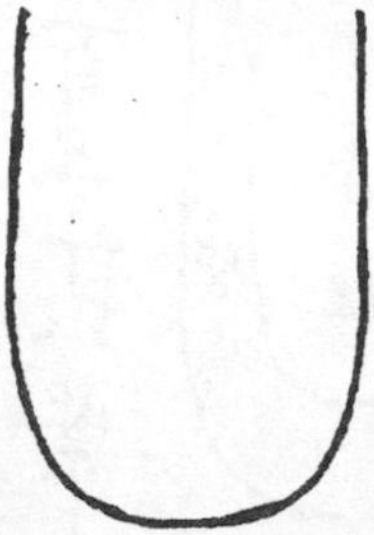

透其熱。以十全苦寒救補分兩酌循環急投。若偶爾嘗試。遲疑誤人。

第一百三十四紫上黃苔溼潤舌。外淡青紫而中有黃苔溼滑

紫上黃苔溼潤

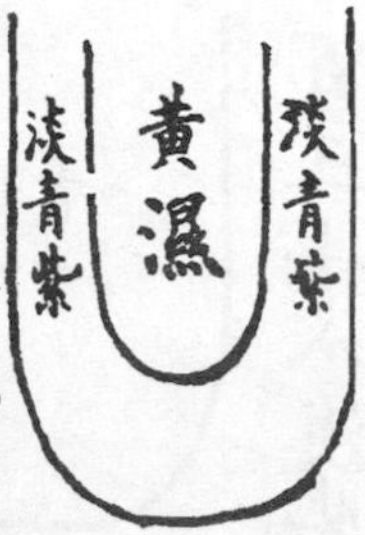

潤澤。食傷太陰也。脈必沈細。心下臍旁按之便痛。或轉失氣者。小承氣加生附子或黃龍湯。即大承氣加甘草人參當歸桔梗薑棗。陶節菴用治邪熱傳裏。譫語發渴。心下硬痛。胃有燥屎。郤利清水。名結熱利症。非漏底傷寒也。舊說尚是。余意熱邪既深入。總無須溫以附子。表以桔梗。補以參薑棗也。原本專指傷寒證之傷食者。若雜病裏症有黃苔必熱。宜下而兼涼。

第一百三十五。紫尖蓓蕾舌

紫尖蓓蕾

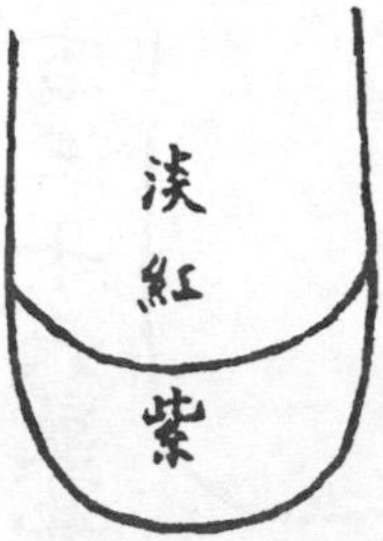

熱毒中心血也。時疫酒溼楊梅等證皆有之。宜三黃犀角連翹銀花生大黃大青各三錢治之。舊是仍說為傷寒不戒酒食所致。殊未當也。

第一百三十六。熟紫老乾舌。藏府熱極。又因邪傳厥陰也。惟有

熱紫老乾

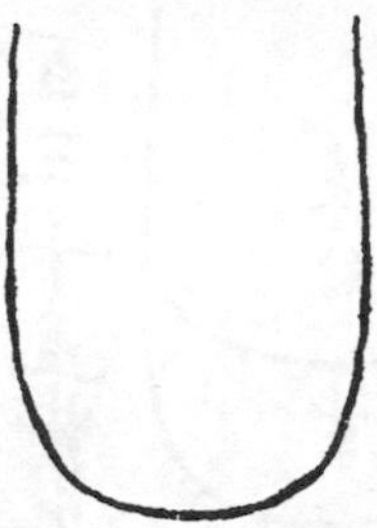

十全苦寒救補湯分劑連投。先服大承氣。次服三黃白虎犀角等藥。服至舌色嫩淨則愈。遲疑則不治。舊說明知是熱邪傳陰。而仍用當歸四逆湯之溫補。謬極。

第一百三十七。淡紫帶青舌。青紫無苔。多水滑潤而瘦小。為傷

淡紫帶青滑潤

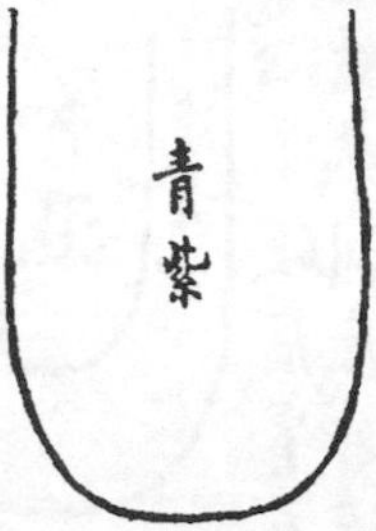

寒直中腎肝陰證。宜吳茱萸湯。吳茱萸人參生薑大棗。治胃氣虛寒。中有寒飲者。四逆湯溫之。舊說是也。

第一百三十八。淡紫灰心舌。或青黑不燥不濕者。為傷寒邪傳傷

淡紫灰心

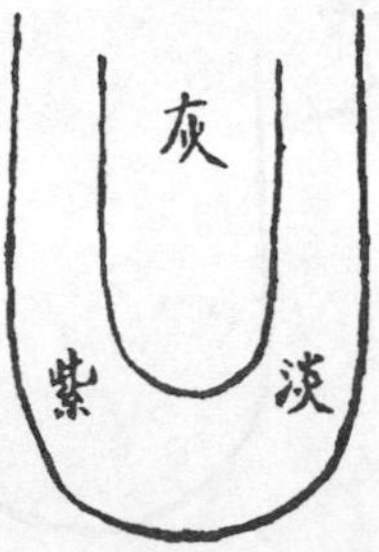

血分。雖有下證。只宜犀角地黃湯（生地白芍丹皮犀角）加酒洗大黃微利之。舊說近是。若雜病裏證。參看九十三舌。

黴醬色舌總論 黴音黴。物中久雨青黑也。

黴醬色者。有黃赤兼黑之狀。乃藏府本熱而夾有宿食也。凡內熱久鬱者夾食中暑者夾食傷寒傳太陰者皆有之。見此舌。不論何證何脈。皆屬裏證實熱證。無表證虛寒證。舊論謂苔薄用桂枝湯加枳橘半夏。苔色厚爲土邪尅水。鮮有得愈者。皆謬說也。

第一百三十九。純黴醬色舌。爲實熱蒸胃。宿食困脾。傷寒傳陰。中暑燥煩。腹痛瀉利。閉結。大渴大熱。皆有此舌。不論老少。何病何脈。宜十全苦寒救補湯。連服則愈。舊說謂下之不通必死。駭人誤人。

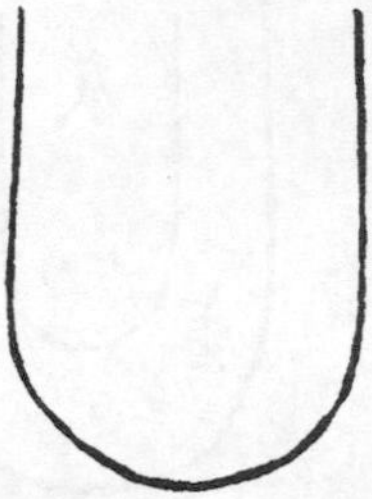
純黴醬色

第一百四十。黴黃色黃苔舌。全舌黴色中有黃苔。實熱鬱積。顯然。可見。宜大承氣連服。舊說謂二陳加枳實黃連。恐未必效也。

黴黃色黃苔

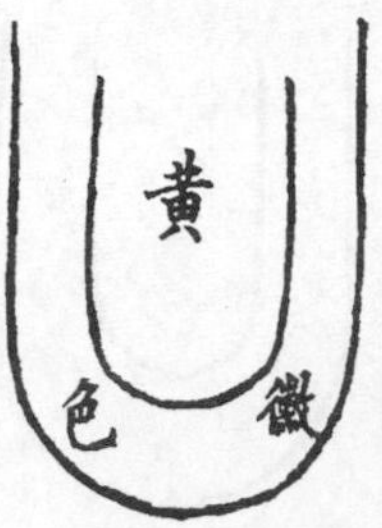

第一百四十一。中黴浮厚舌。宿食在中。鬱久內熱。胃傷脾困也。或刮不淨。而頃刻復生者。不論何證何脈。宜十全苦寒救補湯。分二劑先大承氣次三黃白虎等藥。循環急服則愈。舊說用枳實理中湯加薑炒川連。此治寒實結胸者與此舌不對。

中黴浮厚

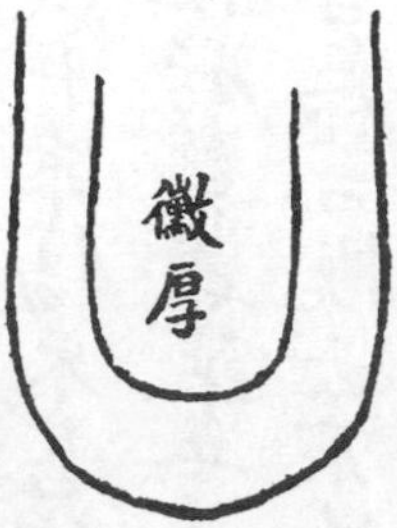

藍舌總論

藍者。綠與青碧相合猶染色之三藍也。舌見藍色而尚能生苔者。藏府雖傷未甚猶可醫治。若光藍無苔者。不論何脈皆屬氣血極虧。勢難延年。舊論泥於五行。謂金木相並火土氣絕。不分有苔無苔。概云不治。亦管窺之見耳。

第一百四十二。純藍色舌。凡病舌見藍光無苔者。不治。若藍色而有苔者。心肝肺脾胃為陽火內攻。熱傷氣分。以致筋不行血也。其證有顛狂大熱大渴。哭笑怒罵搥胸驚怪不等。宜十全苦寒救補湯倍生石膏黃連。急服則愈。若孕婦舌見純藍者。胎死

純藍舌

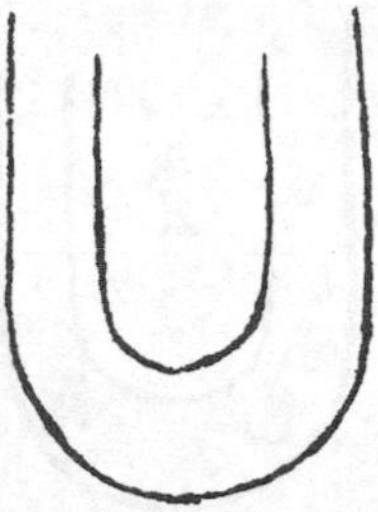

腹中也。宜下之。

第一百四十三藍紋舌。有藍色之紋也。在傷寒為胃氣衰。小柴胡去黃芩加炮薑。若因寒食結滯者。宜附子理中湯或大建中湯急投。黃芪當歸桂心芍藥人參甘草半夏附子薑棗。舊說尚合。

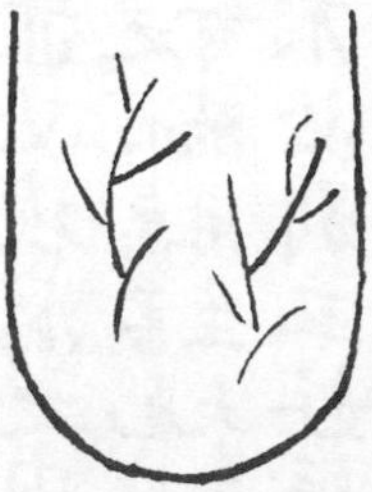

藍紋

妊娠傷寒舌總論

余家訓望舌分經察色辨苔。但求於表裏寒熱虛實詳審明確。即得治法要領。初無男婦老少之殊。亦無妊娠傷寒之異名也。治孕婦勿誤用損胎之藥。然亦不能妄用保胎藥。以助火而擾胎。夫表有感邪。必發散之。裏有虛寒。必溫補之。倘裏有實熱。留之為害。亦必攻瀉之。內經所謂有故無殞也。有故者。有病也。言用重藥時適對其病。則病當之。而無害也。如孕婦或有黃黑舌厚苔臢芒刺大便閉者。亦可酌用生大黃元明粉等藥。以去大熱而不傷胎也。知此則不必別立妊娠傷寒一門。舊本舌鑑既有圖說。因踵為之辯。不敢人云亦云。將錯就錯。舊論謂邪入經絡。輕則母傷。重則子傷。而視母舌以知子母。色澤則安。色敗則斃。面赤舌青者。子死母活。面舌俱青出沫者。母子俱死。亦有面舌皆白。而母子並死者。蓋色不澤也。

第一百四十四孕婦傷寒白舌。初傷於寒。身熱頭痛無汗。兩臉鼻氣俱熱。脈浮舌上白浮滑者。宜溫散太陽表藥得汗則愈。若無表邪證而有白浮滑苔或白嫩無苔。濕潤者則裏虛寒也。宜溫中之藥。孕婦之病。非專屬傷寒而白苔之舌。又兼有諸病。須參看白舌總論。

孕婦傷寒白舌

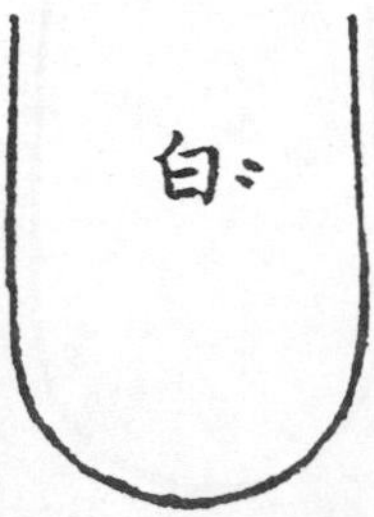

孕婦傷寒黃苔

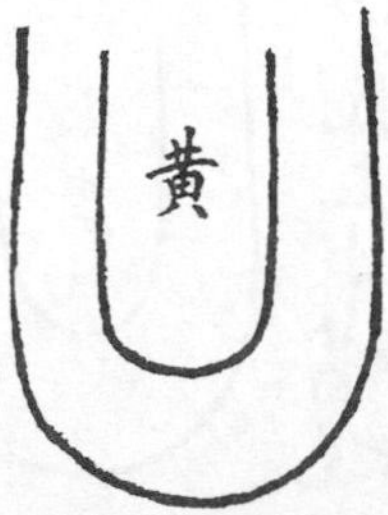

第一百四十五孕婦傷寒黃苔舌。邪已化火。宜白虎湯急服則愈。若稍遲疑。恐即傳陰傷寒治法。男女無殊。若非傷寒。即為裏熱。宜白虎三黃審證酌用。參看黃舌總論。

第一百四十六孕婦傷寒灰黑舌。乃熱逼三陰之候。不論傷寒

孕婦傷寒灰黑

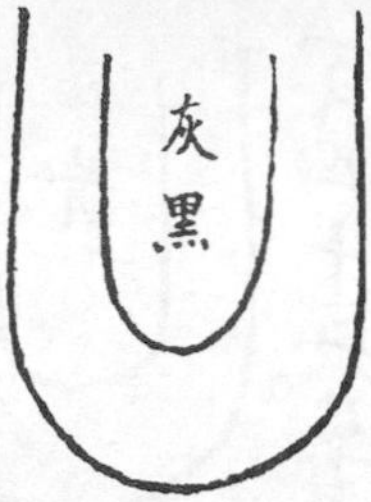

傳陰。實火傷陰。必須苦寒急涼。宜三黃白虎生大黃元明粉陳厚樸生枳殼等酌用。熱清則胎安。慎勿妄用安胎補藥。致益熱而胎氣上沖。舊說謂面舌俱黑。水火相刑。子母俱死。面赤舌微黑者。還當保胎。如見灰黑。胎必不固。若面赤。則根本未傷。宜急下以救母。此醫家相傳粉飾之談耳。黑色亦有虛寒者。須參看黑舌總論。

第一百四十七孕婦純赤舌。舌紅過於尋常也。藏府俱熱也。不必拘於傷寒。當作實熱證治。宜三黃白虎並投。則子母俱安。萬無可慮。舊說泥定傷寒。又指面白為氣虛。而投薑桂。竊慮如火益熱。有損無益。

孕婦純赤

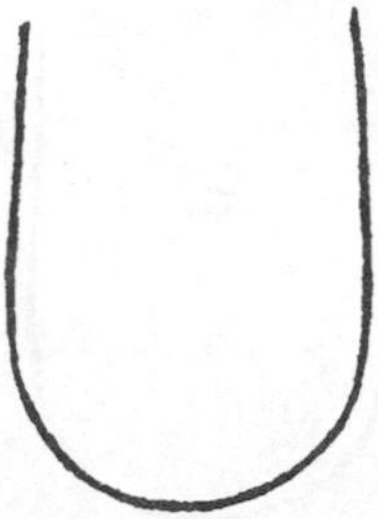

第一百四十八孕婦紫青舌傷寒無此舌其或有者乃熱體誤投溫補胞胎受熱上冲所致宜以三黃解毒散誤藥則母子俱危紫青為熱若青紫則為寒辨之宜慎舊說謂傷寒夾食非也

孕婦紫青

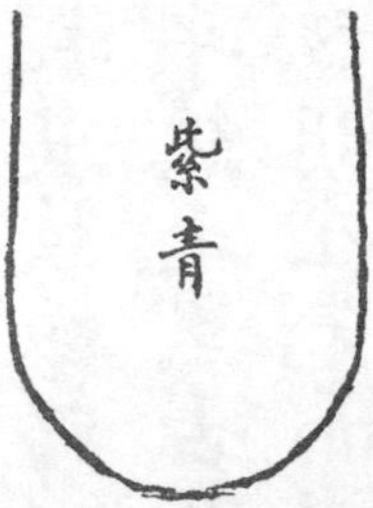

第一百四十九孕婦傷寒卷短舌面黑而舌乾卷短或黃黑刺裂乃傷寒化火傳足厥陰也宜大承氣湯以元明粉代朴硝急瀉之則愈舊說謂不瀉則熱邪傷胎瀉之則危在頃刻此見識未透耳若明於醫者除暴即以安良無多疑慮

孕婦傷寒卷短

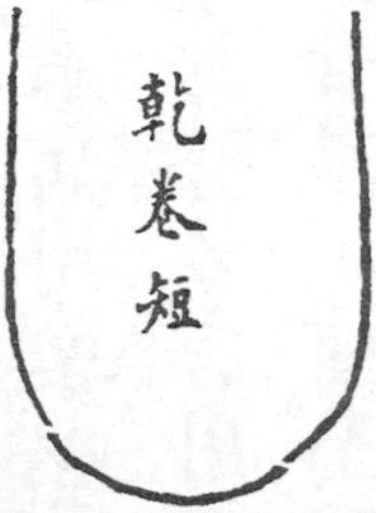

以上一百四十九舌傷寒雜病皆有之大半為重病不常見者

其輕病常見之舌。分經別色。辨其表裏及某經寒熱虛實。不必拘定圖說。庶能隨機應變。虛則衛母。實則泄子。急則治標。緩則治本。審病用藥。以平爲期。補瀉溫凉。無或軒輊。原本後附古案新案諸條。力言用補藥保全黑舌。不可枚舉。命意偏重溫補。是但知甘溫爲補。而不知當用苦寒之時。雖瀉亦補也。原本又論燕都王生黑舌。既用甘溫大劑。復用冷水一二斗。妄治而愈。彼亦不知其故。輙歸功於溫補。以余觀之。安知非熱病而得力於冷水乎。總之黑舌有實熱有虛寒。區別之法已詳總論。若不將病源認明在先。而以探試倖中之藥味表彰於後。斷定某藥可治某舌。鮮不傳誤。

萬縣王文選刻傷寒舌鑑於活人心法內。而跋其後曰。以手拭舌。滑而輭者病屬陰。粗而燥者病屬陽。胸喜熱物者病在陰。胸喜冷飲者病屬陽。病在陰者。宜溫宜散。在陽者。宜解宜下。數語尚是。然閱者若固執鮮通。必多遺誤。何也。虛寒者舌固滑而輭。邪初傳裏者。真熱假寒者。亦間有滑輭之舌。實熱者與邪入陰者。舌固粗而燥。陰虛水涸者真寒假熱者。亦或有粗燥之舌。其別異處。虛寒證必全舌色淡白。滑嫩無點無罅縫。無餘苔。邪初傳裏證。全舌白滑而有浮膩苔。寒滯積中者。舌亦相類。惟問所因以辨證耳。真熱假寒症必全舌色白。而有點花罅裂積沙各實苔不等。面苔刮不淨。底色却隱紅。多刮欲嘔。或乾嘔。重刮。沙點旁或出血少許。假證最惑人。宜慎辨之。以上爲滑輭舌之別。真寒假熱證。全舌亦或黑色乾焦裂芒刺厚苔。惟用老生薑切平。輕擦即脫淨。舌底必淡白而不紅。或口呼渴而不多飲水者也。若用薑擦之。而苔堅不退。或口極渴而飲水常多者。是實熱甚也。寒熱之判。關乎生死。實熱者與邪火入陰之證。全舌必有或黃或黑積滯乾焦罅裂芒刺等苔。陰虛水涸者。全舌必絳色無苔。或有橫直罅紋而舌短小不等。以上爲粗燥舌之別。至若胸喜熱物者。不必定屬虛寒。胸喜冷飲者。不必定屬實熱。真寒假熱者。胸亦喜冷飲。又當別之舌色舌苔。參之望聞問切。以窮其變。

辯正諸條。輙言用苦寒重劑。不次急投。蓋察舌色苔狀。與病證毫無疑義。確知急病不可緩治。必神速方能奏功。茍逡巡退縮。

拘於一劑一日。勢必貽誤古所謂藥到病除者。謂用藥已到勝病之分量。病方能痊。到者。藥力之到也。或數劑而到。或數十百劑方到。非入口即愈也。此中消息。惟閱歷深者知之。若心氣粗浮。察舌不準。審證未確。遽執余說。妄投重劑。又將致禍。所謂辯舌者。小心謹慎於表裏寒熱虛實六字。鑒別至當。庶幾經權正變。悉合中庸。余恪遵家訓。用自攝養。非欲與世爭長。過承垂詢。不敢人云亦云。罄布愚忱。遑問知我罪我。

附跋

舌鑒辨正二卷。茂名梁特巖先生所口授。嘉禾陶拙存觀察錄以付梓。板存蘭州節使署中。相隔萬里。南中罕覯。今春余客滬上。避逅毘陵李丈韻伯。席間縱論及醫理。精深透闢。知於此道實三折肱者。時余患嘔吐病。已逾半載。市上懸壺諸家或指為胃反。或辨為關格。或揣為伏飲。或決為寒痰。衆說紛紛。幾等道旁築室。然大都投以辛溫諸品。病轉因之愈深。李丈斷為積熱所致。勸服大寒苦降之劑。而勢以日減。因與論及辨證之難。李丈出此冊相示。受而讀之。集中於各色之舌詳載靡遺。至其論證處方。尤足津梁後學。嘗嘆中外學術之歧異。西人務徵實。故前人之法。後人可用以活人。華人務蹈虛。故前人之書後人轉因而殃世。千里之謬。起於毫釐之差。即就望切兩端而言。明明脈象之蹈虛。不及舌苔之徵實。而古人論脈之書。汗牛充棟。辨舌之作絶少流傳。遂令後生小子鴻毛性命。而往哲之微言大義日以就湮。豈不大可慨耶。李丈有見於此。擬將此書醵資刊印。以公諸世。爲當世講衛生謀强種者之一助。而囑余記其緣起如此。余雖不文。又何敢辭。時

光緒丙午立秋日。烏程朱文潁跋。

周雪樵　楊季明

陸甸蓀　顧賓秋　仝校

國家圖書館出版品預行編目資料

舌鑑辨正 / 梁玉瑜撰. -- 初版. --
臺中市：文興出版，2005〔民94〕
面； 公分. --（中醫臨床經典；6）
ISBN 986-80743-6-3（平裝）
1.診斷（中醫）
413.25 94000547

中醫臨床經典⑥

舌鑑辨正

LG006

出版者：文興出版事業有限公司
地　址：臺中市漢口路2段231號
電　話：(04)23160278
傳　眞：(04)23124123
發行人：洪心容
總編輯：黃世勳
責任編輯：謝靜宜
作　者：梁玉瑜
執行監製：賀曉帆
版面構成：謝靜宜
封面設計：謝靜宜
印　刷：上立紙品印刷股份有限公司
地　址：台中市西屯區永輝路88號
電　話：(04)23175495
傳　眞：(04)23175496
初　版：西元2005年3月
定　價：新臺幣120元整
ISBN：986-80743-6-3

郵政劃撥　户名：文興出版事業有限公司
帳號：22539747

(本公司出版品郵購價皆以85折優惠讀者，但單次郵購金額未滿新臺幣1000元者，酌收掛號郵寄費40元，若有任何疑問歡迎電話洽詢)